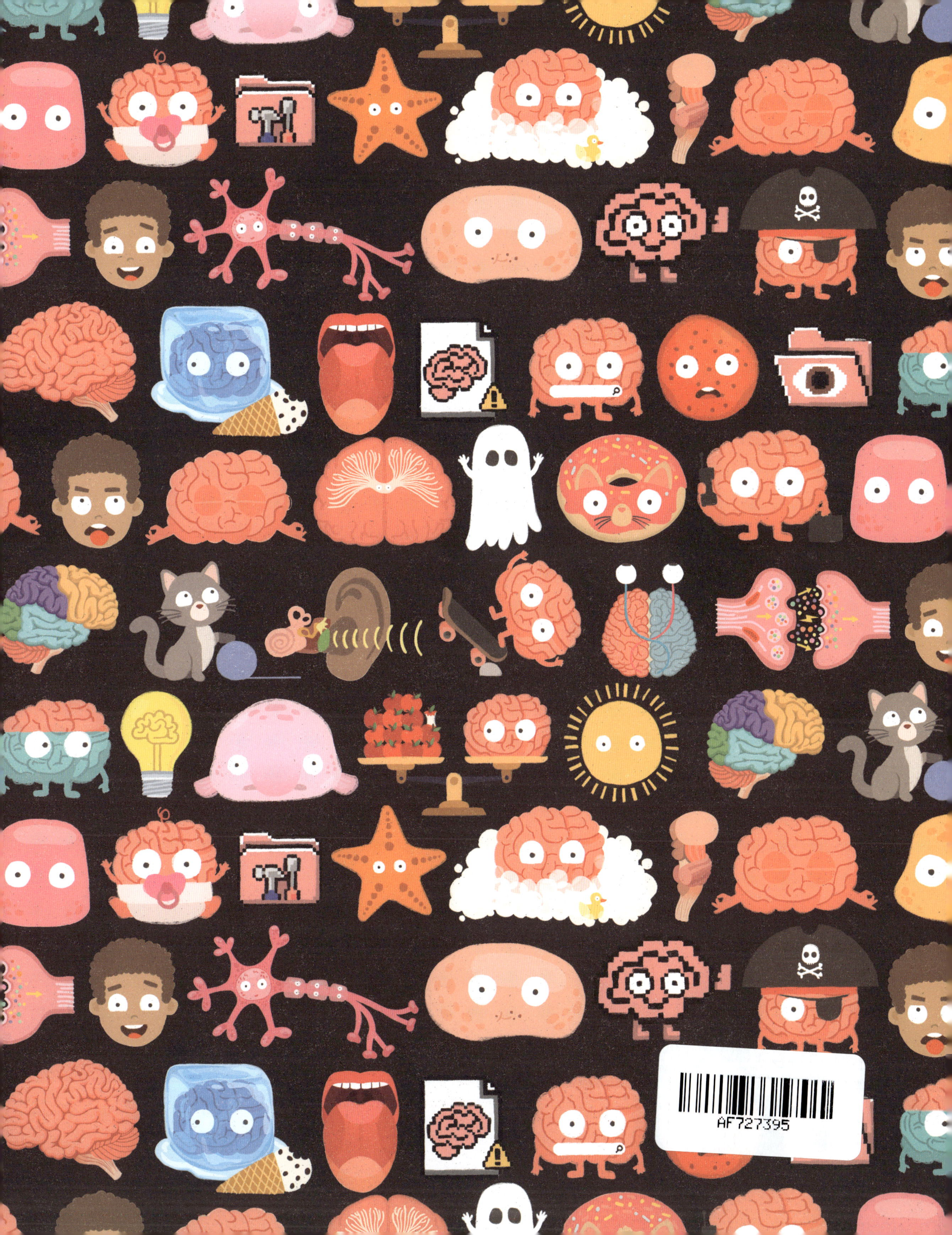

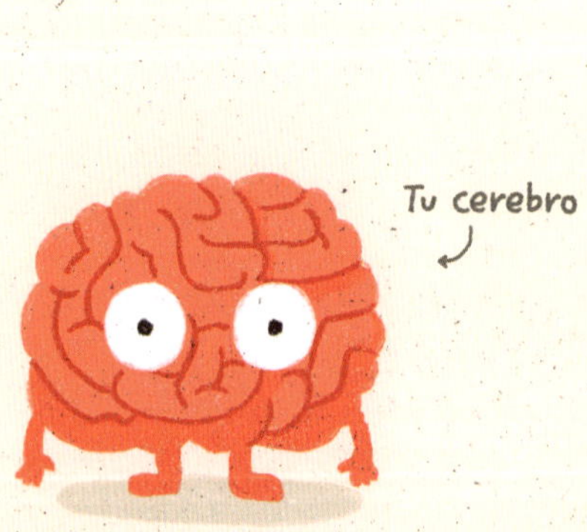
Tu cerebro

PHILIP BUNTING

Tu maravilloso cerebro

Tu cerebro el día de tu cumple.

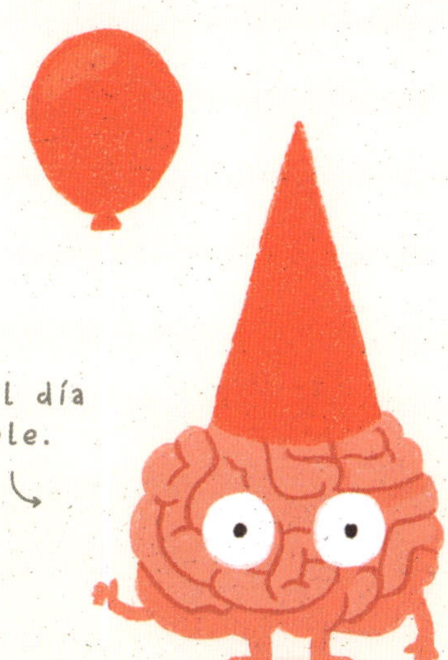

ideaka
EDELVIVES

Introducción

Materia gris, o no tan gris

Crees que conoces bien tu cerebro, ¿verdad? Esa peculiar maraña de salchichas que tienes detrás de los ojos es la que en realidad piensa y almacena tus recuerdos. Parece sencillo, ¿no? ¡Ja! La cuestión tiene mucha más miga. Ese bulto blandengue y rosáceo cómodamente instalado dentro de tu cráneo es mucho más singular y hermoso de lo que cabría esperar. El cerebro humano —tu cerebro*— es el objeto más extraordinario, complejo y misterioso de todo el universo conocido. Y, pese a todo, todavía no sabemos gran cosa acerca de él.

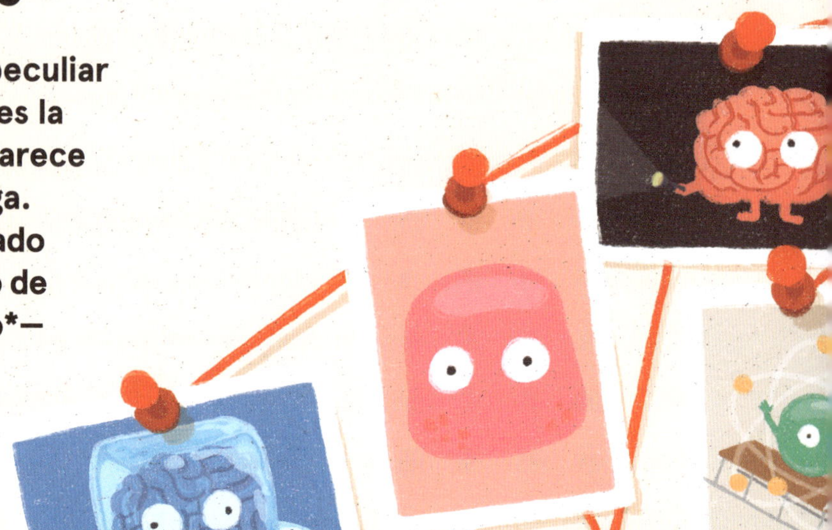

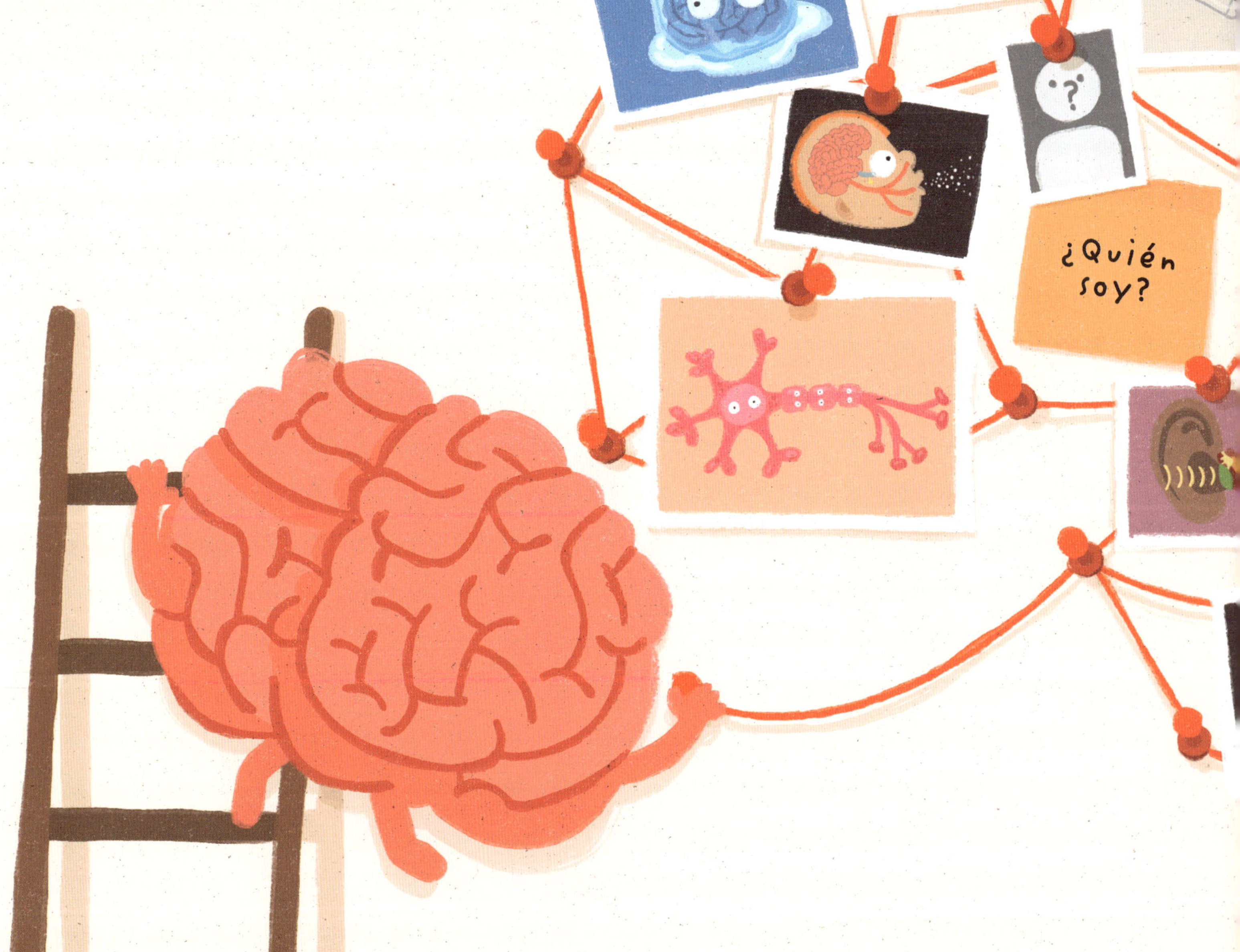

*Si eres un animal no humano y de algún modo has aprendido a hablar..., te ruego que te pongas en contacto conmigo a través de la editorial. Me vendría de perlas la ayuda de un corrector. Preferimos pulpos.

(9 cerebros, mecanógrafos imbatibles)

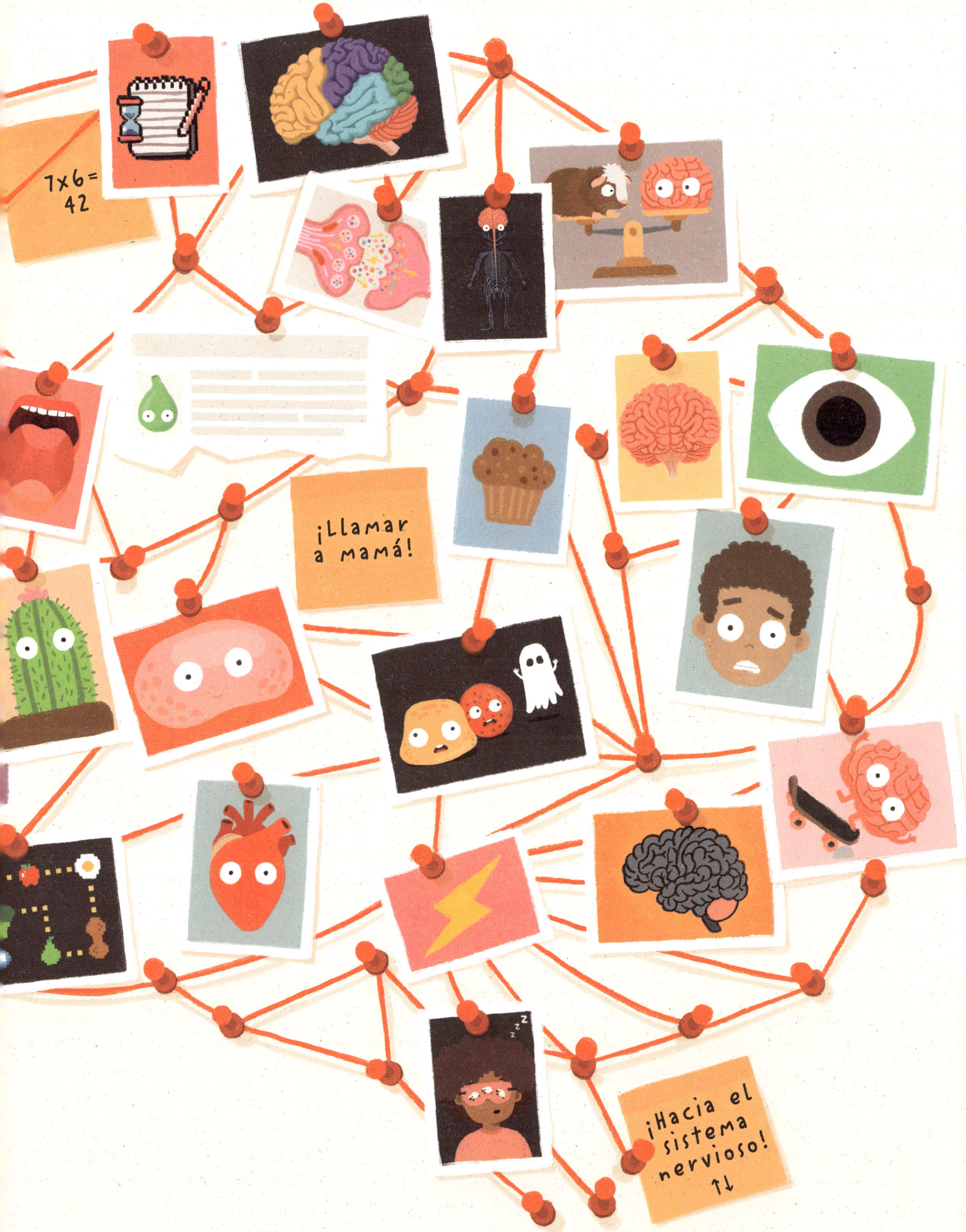
7x6=
42
¡Llamar
a mamá!
¡Hacia el
sistema
nervioso!
↑↓

Cerebro, te presento al cerebro

Mientras lees estas palabras, tu cerebro trabaja, es decir, traduce en silencio los extraños símbolos que denominamos letras y les da un sentido. Ahora que piensas en tu cerebro..., ¡resulta que es él el que piensa en sí mismo! O tal vez (si tu cerebro y el mío se parecen) esté pensando en comer. Antes de continuar, aquí van unos cuantos datos curiosos para que tu cerebro no se aburra...

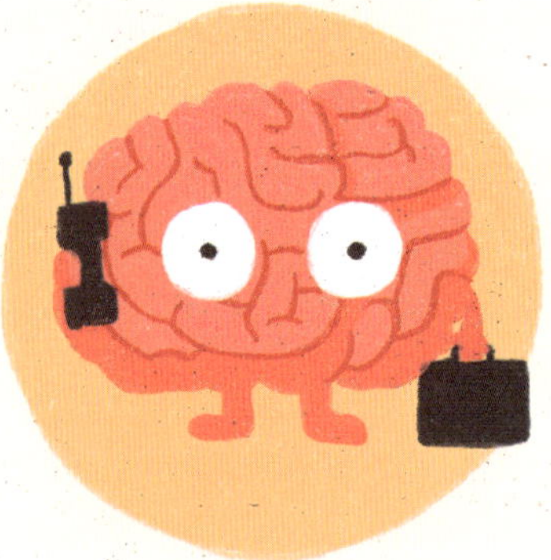

Multitarea

Hay un mito muy extendido que afirma que solo usamos el 10 % de nuestro cerebro. Se mire por donde se mire, ¡es falso! Si bien no toda, usamos casi el total de nuestra capacidad cerebral (sencillamente, desconocemos la mayor parte de lo que hace). De hecho, la evolución tiende a suprimir aquello que no utilizamos, como pasó con nuestras colas.

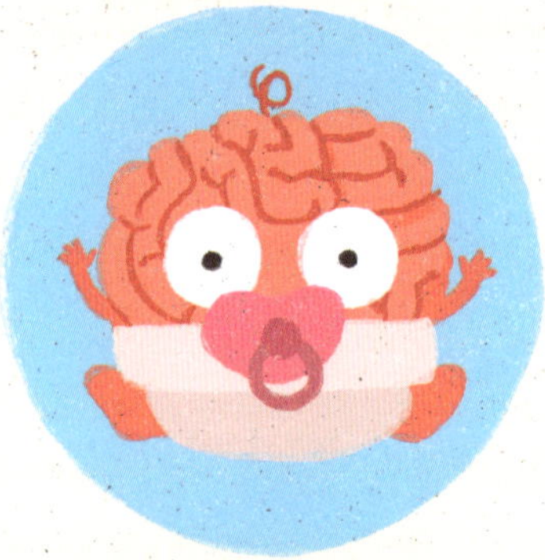

De crecimiento lento

El cerebro crece más rápido al inicio de nuestras vidas, de manera que, cuando empezamos la Primaria, está desarrollado casi casi por completo. Sin embargo, ¡no completa todas sus conexiones hasta los veintitantos!

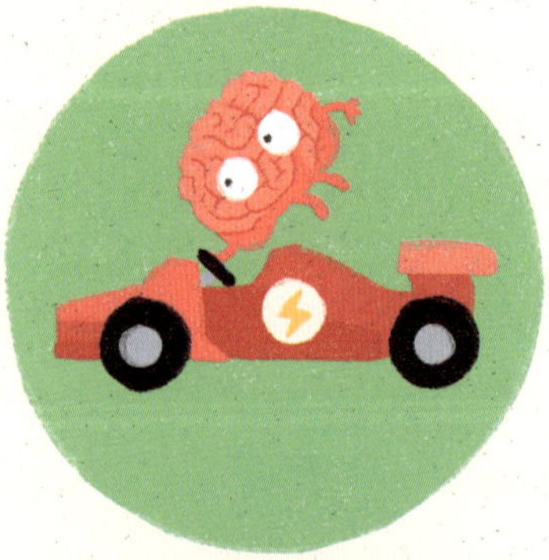

A toda pastilla

Las señales del cerebro y el sistema nervioso pueden viajar rapidísimo... ¡Llegan a alcanzar velocidades similares a las de un coche de Fórmula 1! ¡Uf, ojalá calcular 7 × 6 viajara así de rápido por mi cerebro!

Poder cerebral

¡Tu cerebro emplea más o menos la misma cantidad de energía en elaborar el pensamiento que la necesaria para encender una bombilla! ¡Vaya, no está nada mal para un montón de salchichas blandujas, eh!

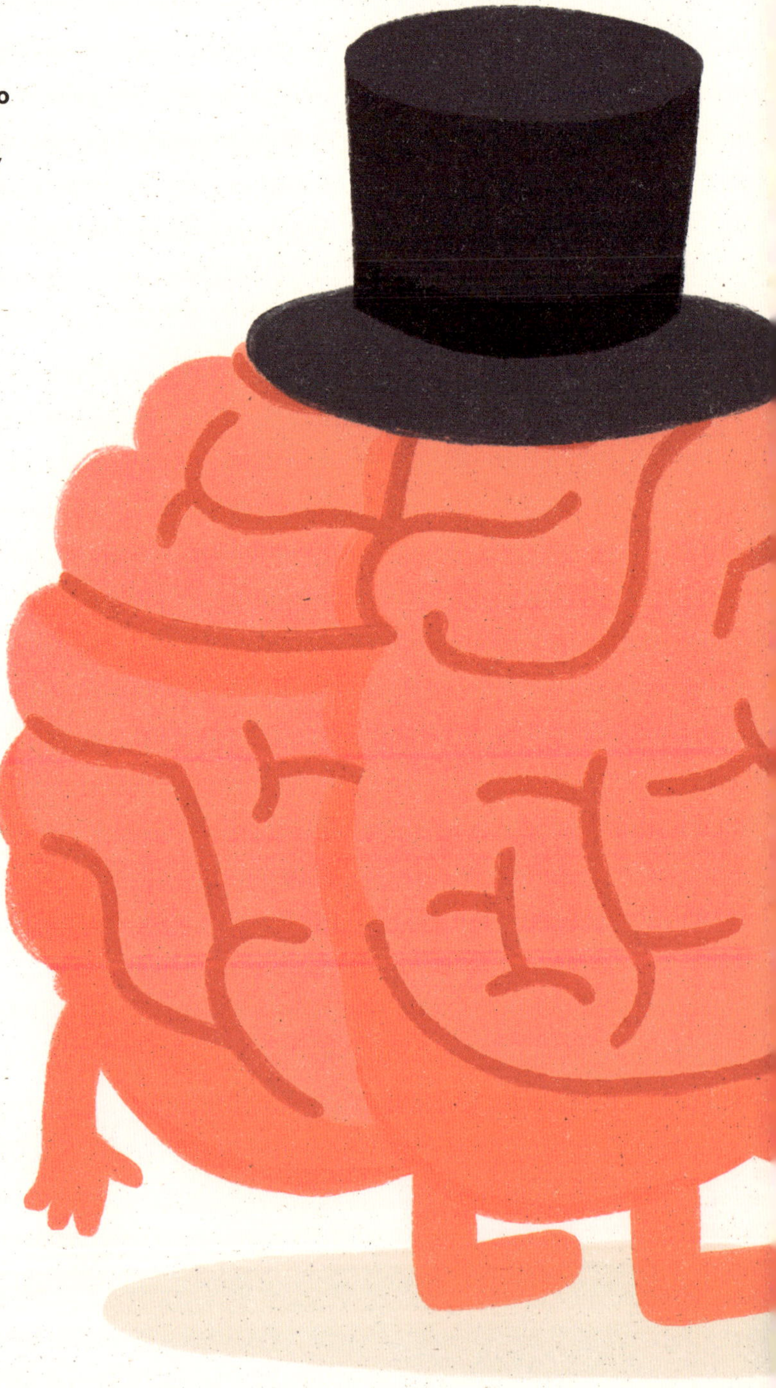

Energía = masa × velocidad de la luz^2

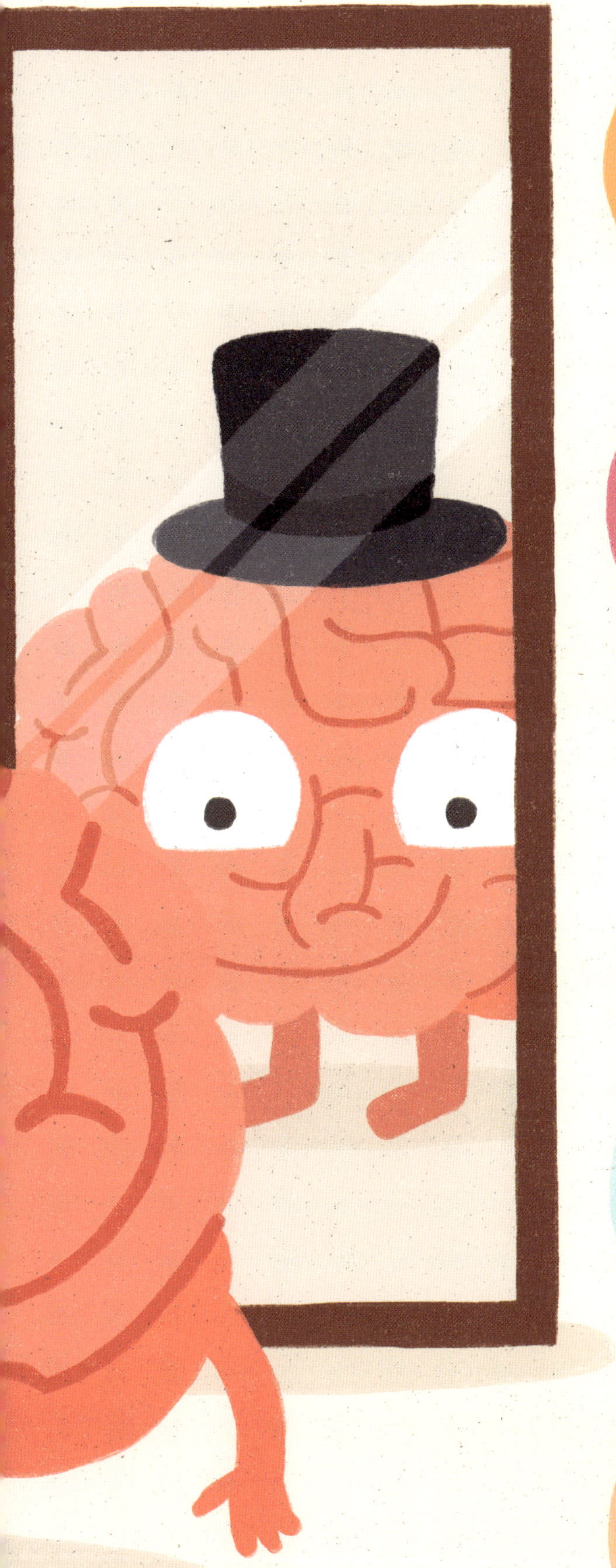

Cerebro menguante

Nuestros cerebros son más pequeños ahora que durante la última glaciación. ¿Se estarán volviendo más eficientes? ¿O quizá somos menos ~~apispados~~ avispados **de lo que fuimos en otro tiempo?**

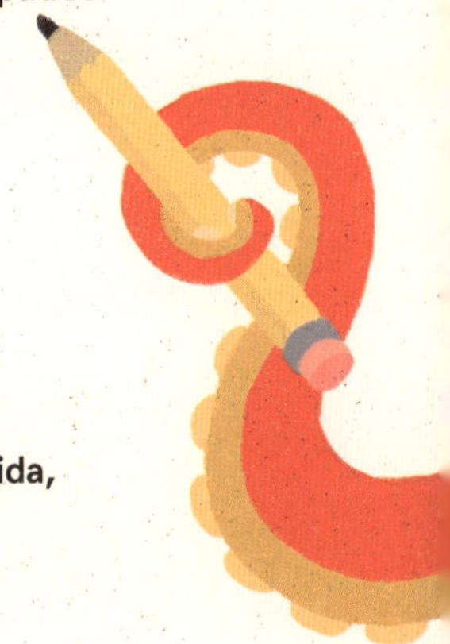

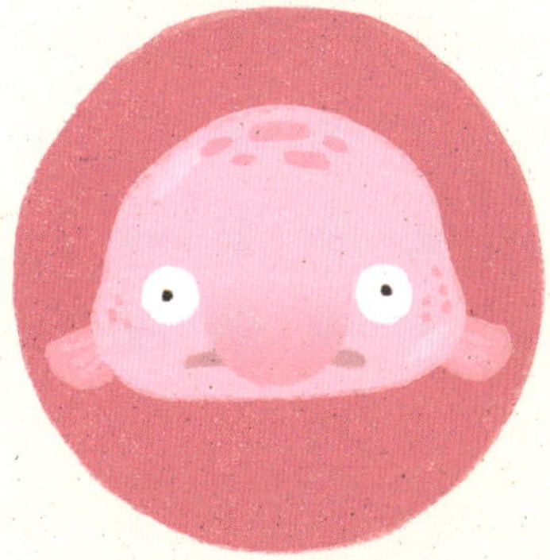

¡Bamboleo, bambolea!

Como carece de huesos y músculos, la textura de tu cerebro es suave y mullida, semejante a una gelatina o un flan. ¡Se bambolea! Si lo pusieras en una bandeja, parecería que has pescado un pez borrón.

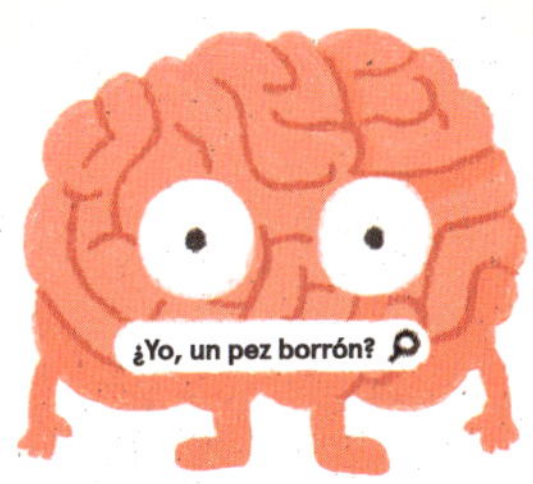

¡A buscar!

¡Se calcula que el cerebro humano podría almacenar más información que la que en la actualidad circula por toda la internet mundial! Que no se te olvide la próxima vez que trates de recordar cómo se llama la capital de Malasia.

¿Jugamos al ajedrez?

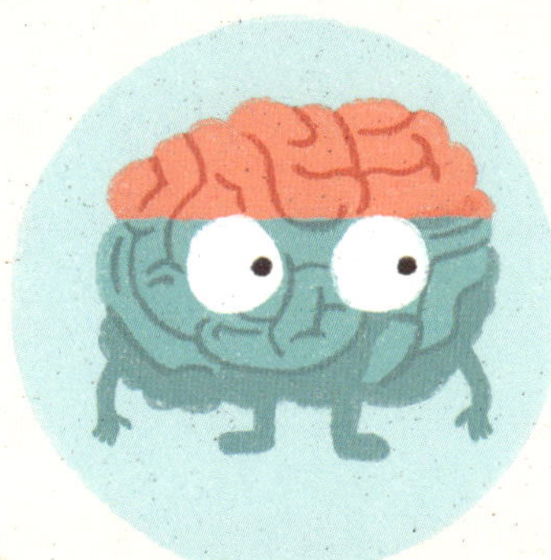

Cuando el cerebro piensa, agua lleva

Alrededor de tres cuartas partes de nuestra masa cerebral son ni más ni menos que agua. El resto se compone de proteínas y grasas. (Un dato curioso: ¡las tres cuartas partes de un plátano también son agua!).

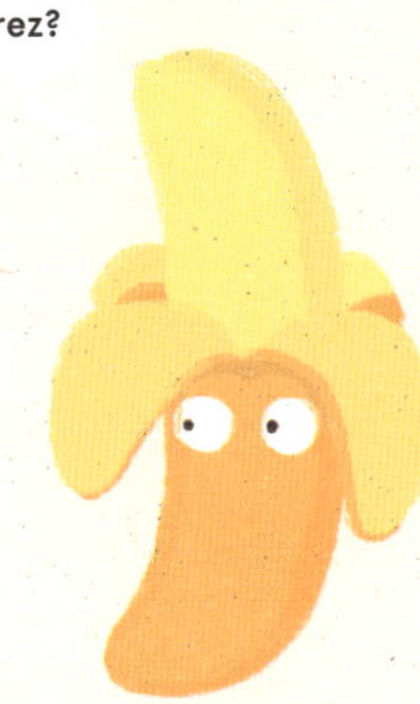

Unos pocos descerebrados...

La mayoría de los animales tienen cerebro, si bien algunos —como le ocurre a la estrella de mar— pueden vivir sin él. Lo cual plantea una pregunta: ¿necesitamos un cerebro?

Más que una mente

Partes del cerebro

El cerebro hace mucho más que ayudarte a resolver problemas matemáticos. Él toma las decisiones sobre cómo piensas, sientes, aprendes, actúas y reaccionas cada segundo de cada día (incluso mientras duermes). Esta estrambótica masa es la comandante en jefe de tu inteligencia, la presidenta de tu personalidad, la emperatriz de tus emociones y la gobernadora de tu cuerpo. Tu cerebro es la razón de que tú seas tú, y no tu prima Pepi.

Comencemos echándoles un vistazo a las distintas partes del cerebro.

Vista lateral:

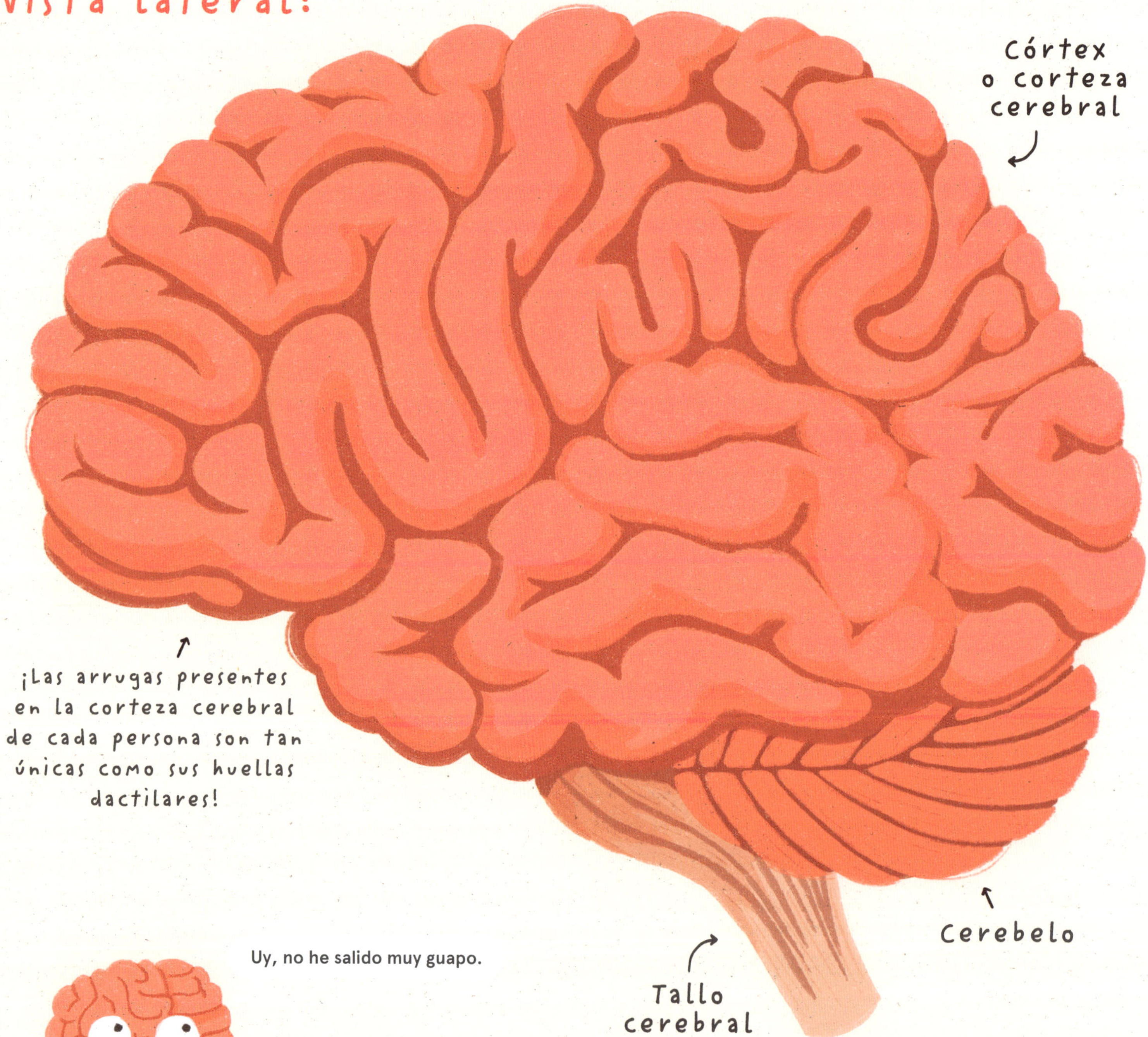

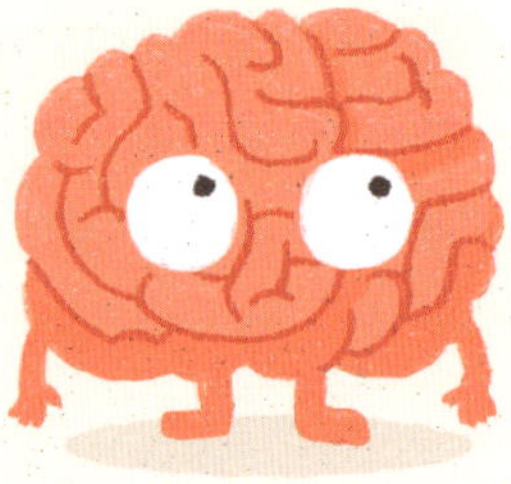

Vista frontal:

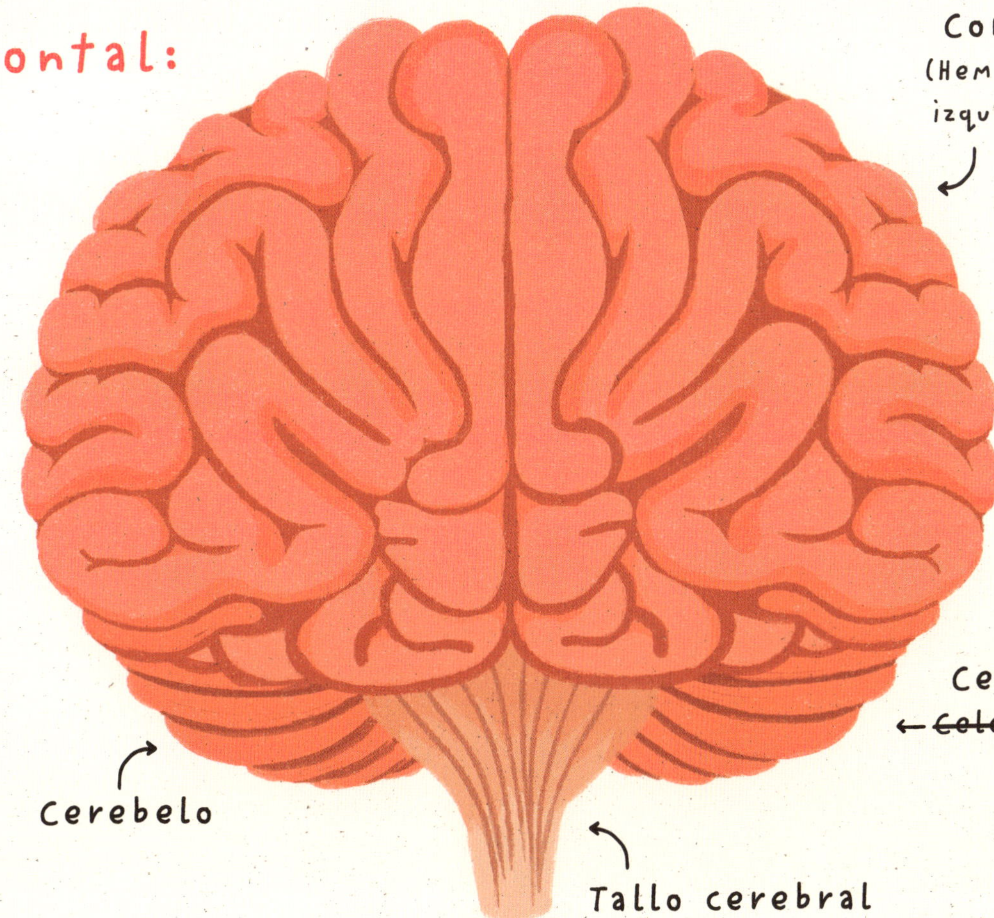

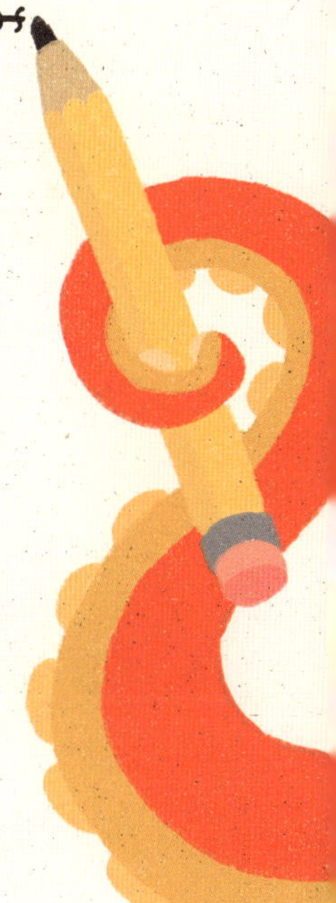

Interior:

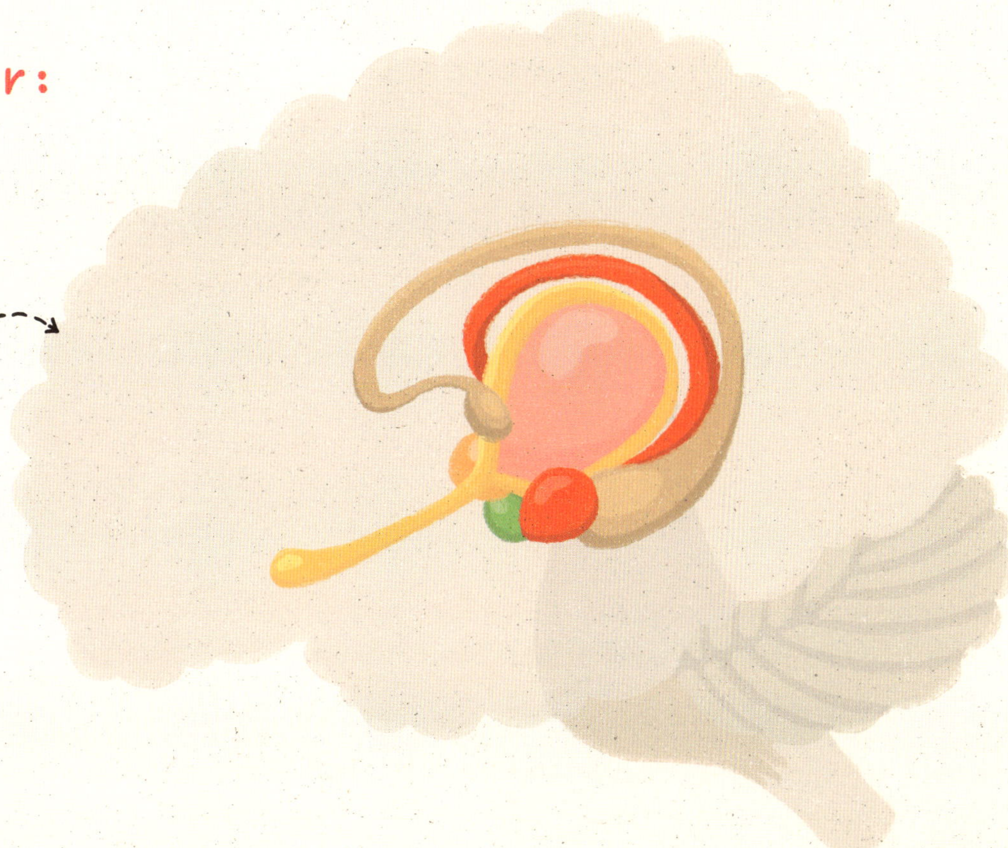

Estos diagramas son bien sencillitos, ya que solo pretenden ofrecer una introducción rápida. No obstante, el cerebro es un sistema mucho más complejo que lo que vemos aquí. ¡Vamos! ¡Profundicemos un poco más…!

Más que una mente
Tallo cerebral

Este gelatinoso cono de helado controla a las mil maravillas las funciones involuntarias de tu cuerpo (fundamentales con el fin de mantenerte con vida), para que tú no tengas que ocuparte de ello. Tu tallo cerebral, también llamado tronco encefálico, gestiona los latidos de tu corazón y la respiración de tus pulmones, regula tu temperatura corporal, la digestión de tus tripas, el flujo de saliva... y otro largo etcétera de cosas útiles.

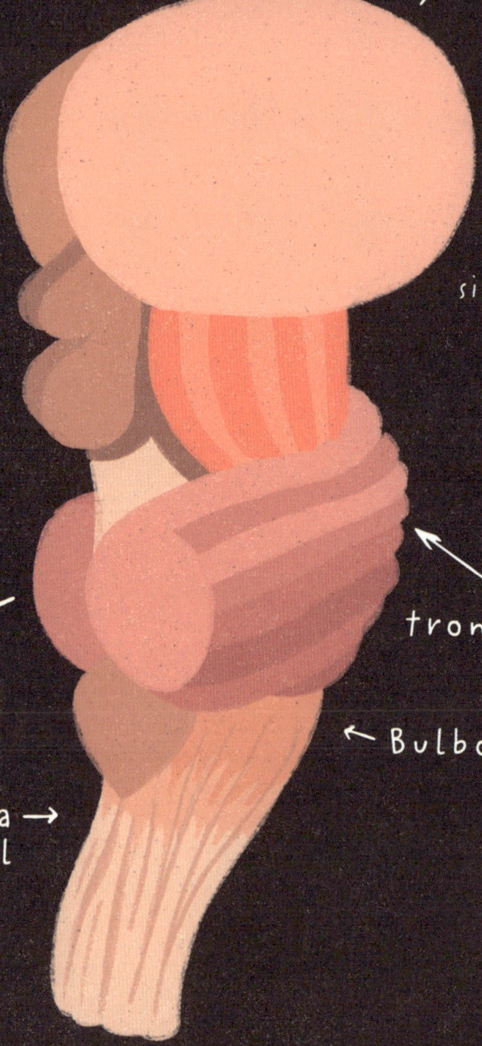

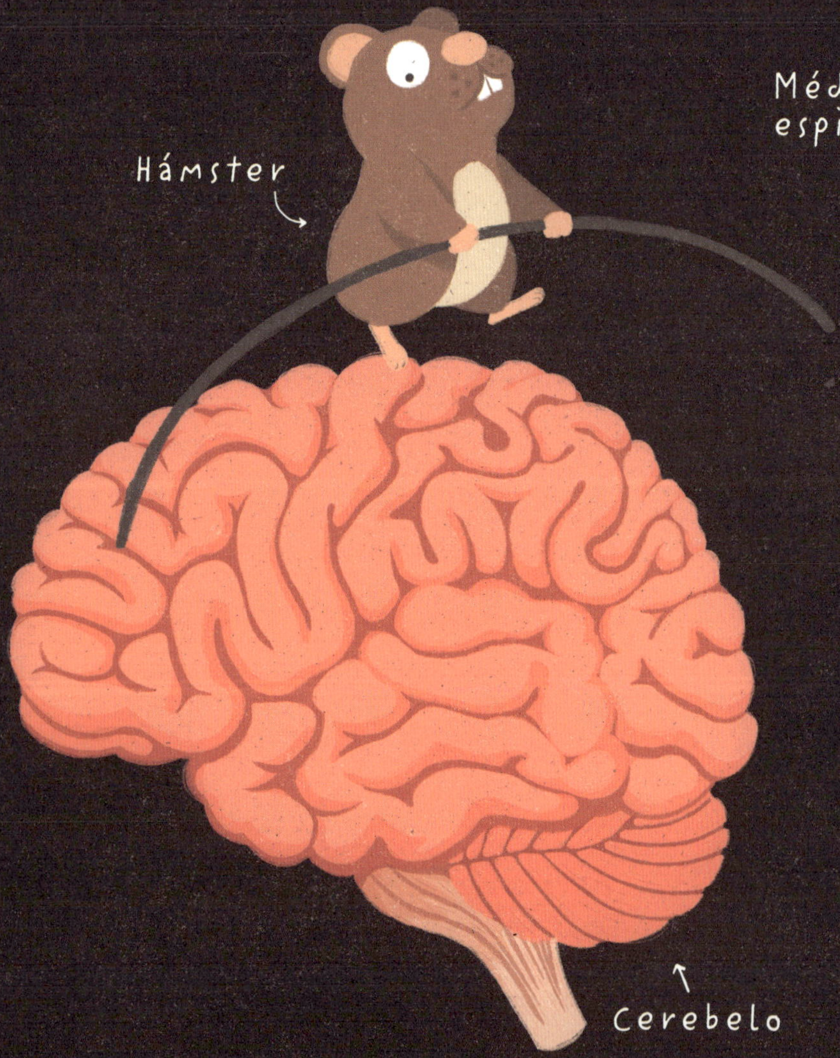

Más que una mente
Cerebelo

La próxima vez que chutes una pelota, te sientes sin caerte o camines por una cuerda floja, recuerda darle las gracias a tu cerebelo, pues es el responsable de tu equilibrio y coordinación. Su nombre en latín significa «cerebrito» y, ¡fíjate!, un cerebelo adulto pesa lo mismo que un hámster. ~~¡Qué mono!~~

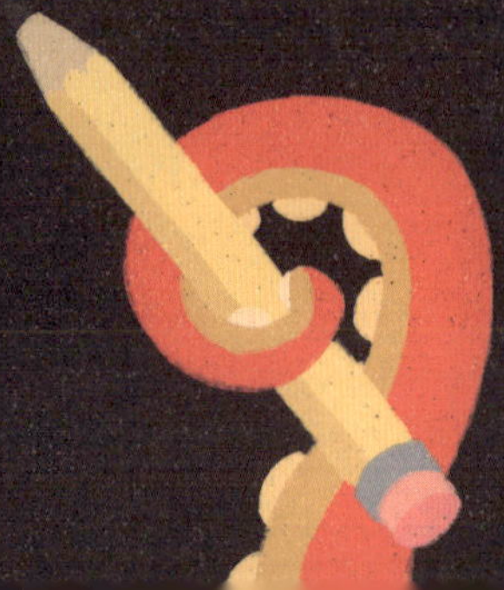

Línea hámster de atención al cliente: Si tú o algún conocido os habéis visto afectados a nivel cerebral por la actuación circense de un hámster, llamad cuanto antes al 902 HAMSTEREBRO. No estáis solos.

Más que una mente

Sistema límbico

El sistema límbico es un conjunto de estructuras que te mantienen activo, en forma, como quien dice. Esparcidas por el cerebro igual que uvas pasas en un bizcocho, estas piezas te ayudan a sobrevivir, gestionan los sentimientos y emociones, así como las reacciones, se ocupan de los recuerdos... ¡e infinidad de tareas más! Conozcamos ahora algunas de las principales.

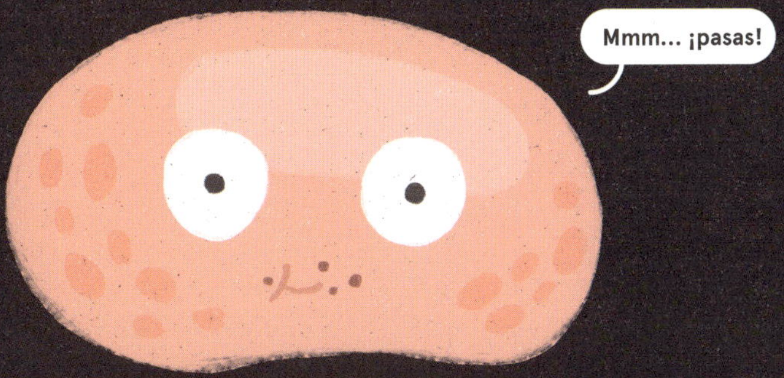

Hipocampo

Si eres capaz de aprenderte las tablas de multiplicar o de acordarte qué pizza cenaste ayer, es gracias al hipocampo. Además, te ayuda con la memoria a largo plazo, es decir, a fijar los recuerdos.

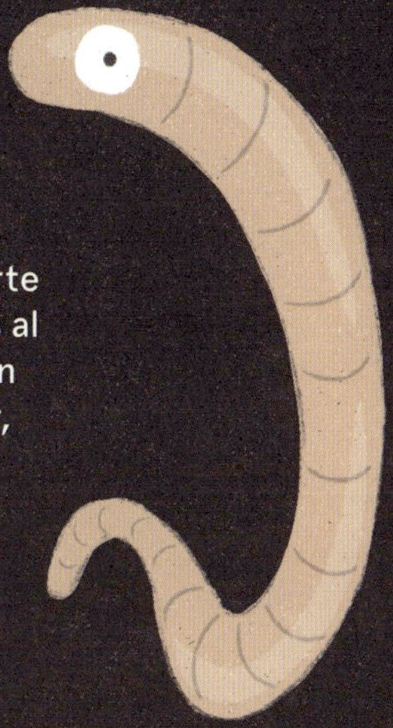

Tálamo

Cualquier información que obtienes a través de los sentidos* cruza por esta pequeña pepita neuronal para su procesamiento. El tálamo también participa en el sueño, la creación de los recuerdos (o sea, de la memoria) y el aprendizaje.

*Excepto el olfato, del cual se encargan el hipocampo y la amígdala. Por eso los olores pueden activar recuerdos y emociones.

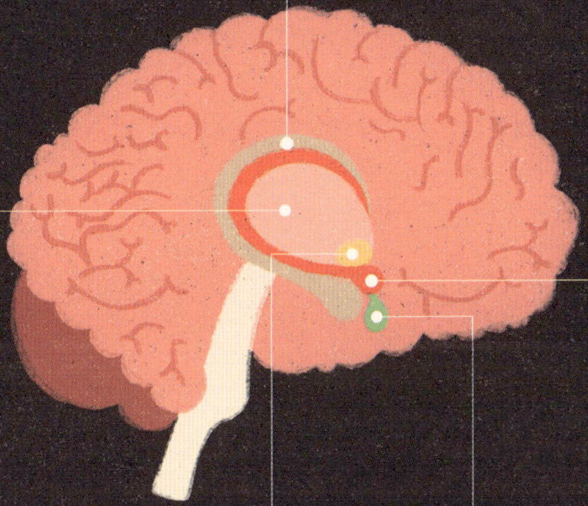

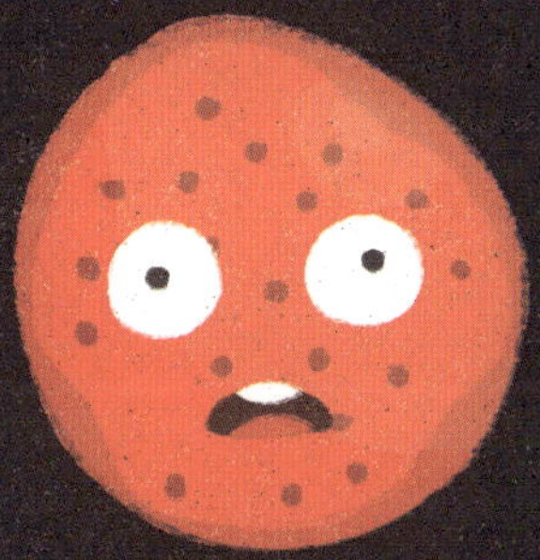

Amígdala

Procesa las emociones, sobre todo la ira y el miedo. Este saquito de ansiedad está siempre alerta ante cualquier peligro y actúa en cuanto nos sentimos amenazados.

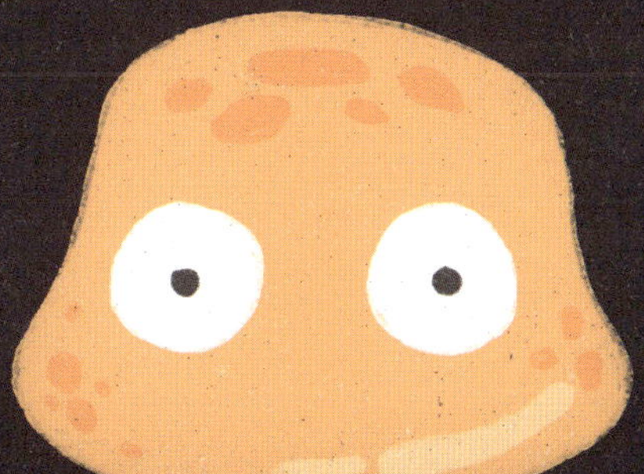

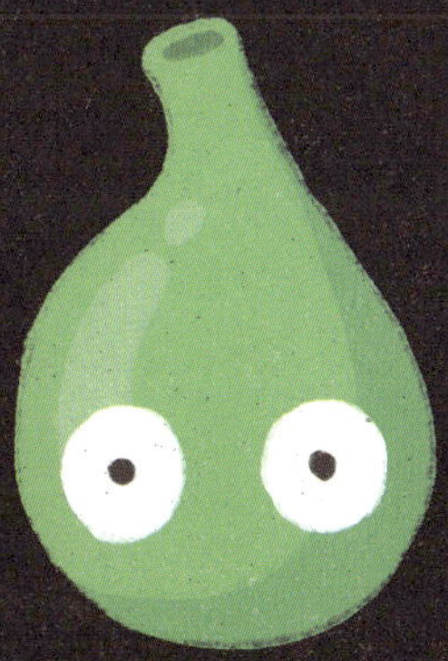

Hipotálamo

Contribuye a mantener nuestras funciones autónomas esenciales en perfecto estado. Por ejemplo, la respiración, la frecuencia cardíaca o la temperatura corporal

Glándula pituitaria

Ayuda al equilibrio de nuestros múltiples sistemas corporales. Para ello, crea y libera ciertas sustancias químicas: las hormonas

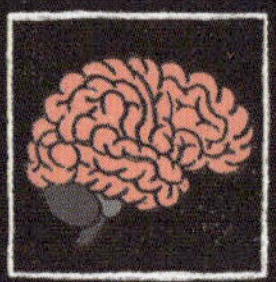

Más que una mente

Córtex ← (También llamado córtex cerebral, corteza cerebral, córtex del encéfalo o, para los amigos, puñado de salchichas)

Cada vez que te expresas, piensas, bailas o ríes es ahí arriba donde ocurre todo, en esa envoltura arrugada de 2 milímetros de espesor a la que llamamos córtex. Tu córtex ayuda a interpretar todo lo que ves, sientes, oyes y tocas, y envía señales a otras partes del cerebro y del cuerpo para que te echen una mano y puedas moverte y comunicarte. Esta parte del cerebro lleva a cabo muchísimo trabajo, así que son cuatro las áreas —conocidas como lóbulos— que comparten sus tareas.

Lóbulo parietal

El lóbulo parietal puede ser un poco delicado. Esta parte del córtex se toma sus días para procesar la temperatura, el dolor y el tacto. También ayuda con movimientos precisos aprendidos, como escribir.

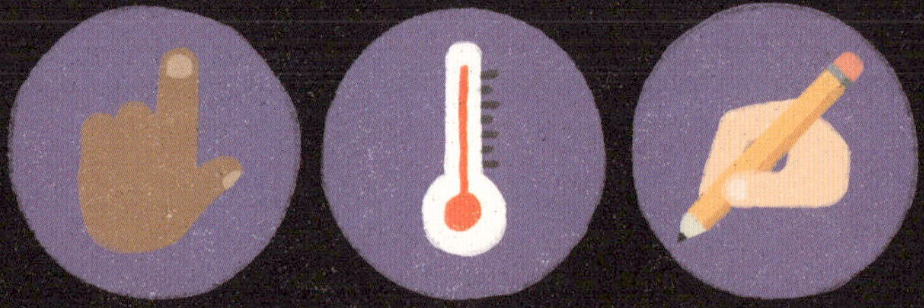

Lóbulo frontal

Siempre que resuelves una ecuación matemática, levantas la mano en clase y das la respuesta al profe..., es aquí donde sucede todo. Esta área es la responsable de que pienses, hables, te muevas y evites tirarte pedos en público (por educación).

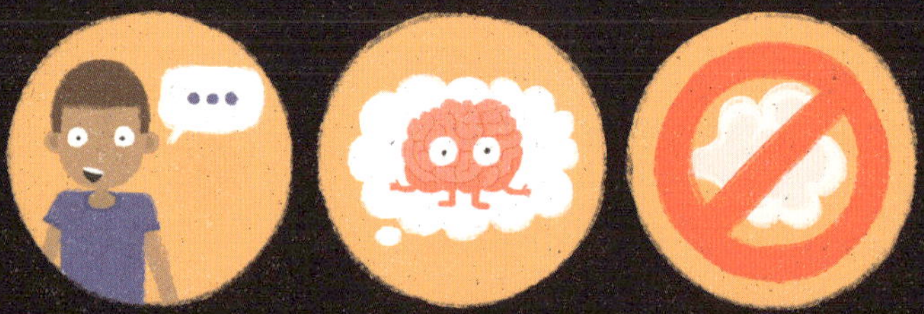

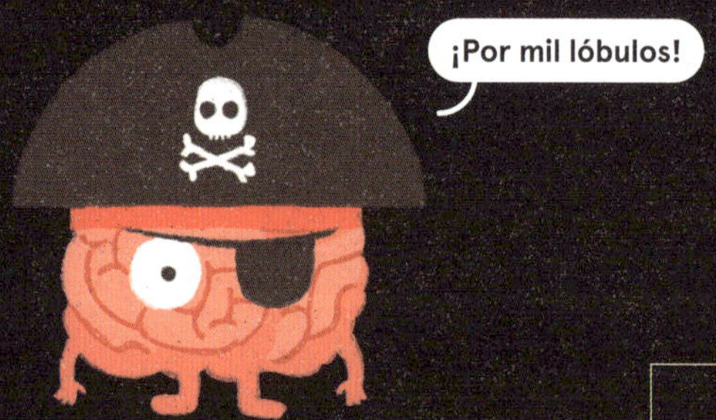

(El pirata lobular)

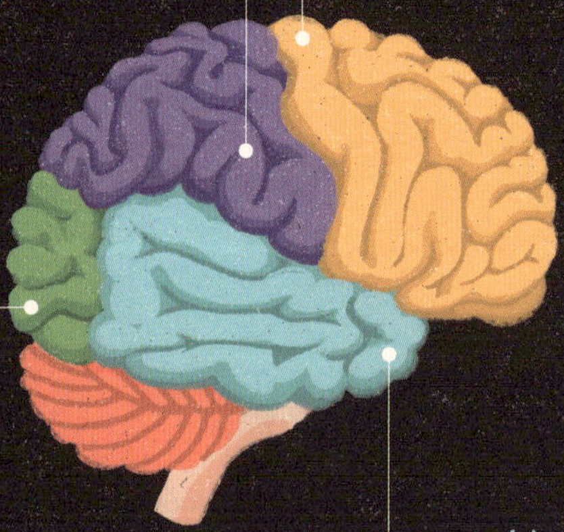

↑ Un grano de córtex del tamaño de un grano de arena contiene, más o menos, la misma cantidad de información que ¡7500 ordenadores portátiles!

Lóbulo occipital

¿Es un pájaro? ¿Es un avión? ¿Es un globo? ¡Calma! ¡El lóbulo occipital desentrañará el misterio! Todo lo que ves (rayas, contornos, movimiento, color, profundidad, etc.) se procesa aquí.

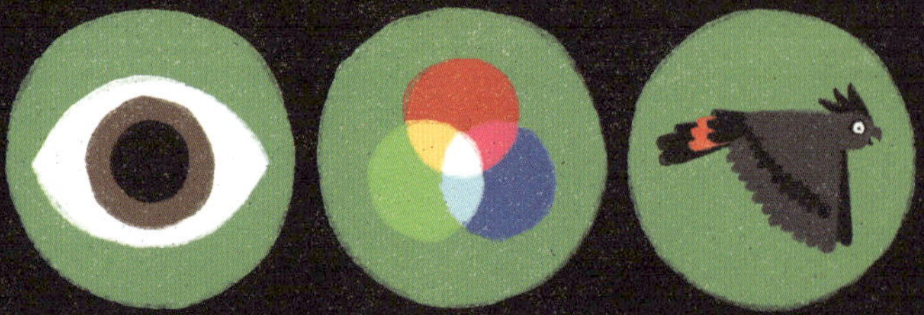

Lóbulo temporal

Que no sea necesario volver a presentarte a amigos y familiares cada vez que los ves debes agradecérselo al lóbulo temporal. Él se encarga de procesar la memoria, el reconocimiento facial y el oído.

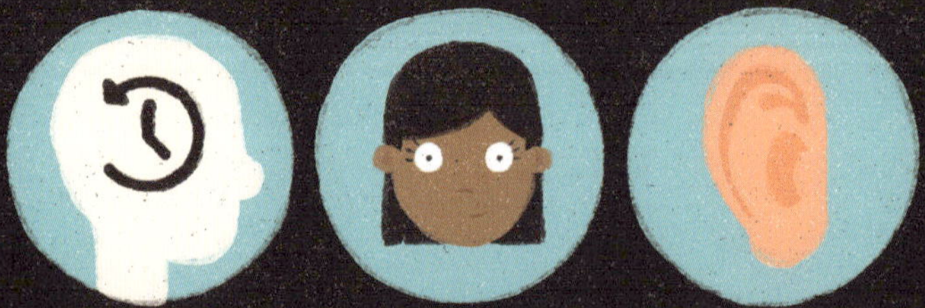

Hemisferios

El cerebro se divide en dos hemisferios: el izquierdo y el derecho. Y, curiosamente, cada uno de ellos controla el lado contrario de tu cuerpo. Por tanto, si das una patada a un balón con el pie derecho, es tu hemisferio izquierdo el que lo causa. Todos tenemos un hemisferio predominante, aunque para la mayoría de las tareas —desde hurgarnos la nariz hasta hacer el equipaje— solemos emplear ambos lados del cerebro.

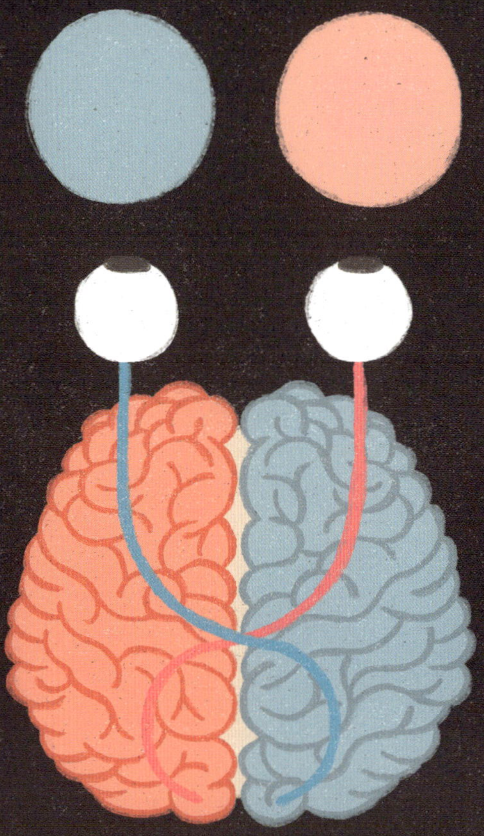

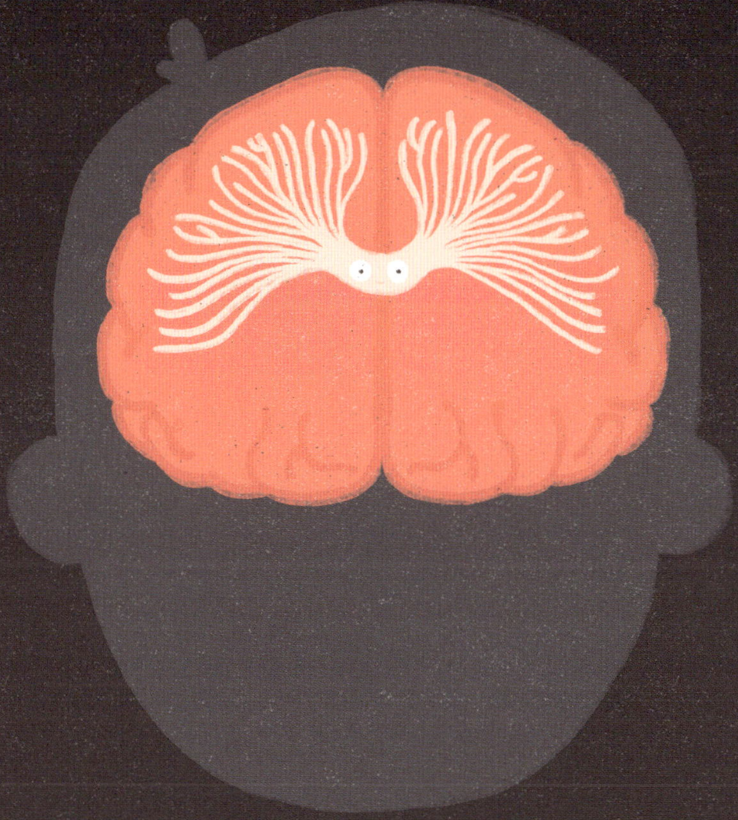

Cuerpo calloso

Un enorme haz de fibras nerviosas conecta ambos hemisferios, lo cual permite que se comuniquen con total libertad. El cuerpo calloso, gracias a que pone en contacto los dos lados del cerebro, nos concede un sentido unificado y único de nosotros mismos. Sin él, a lo mejor tendríamos la sensación de que coexisten dos yos.

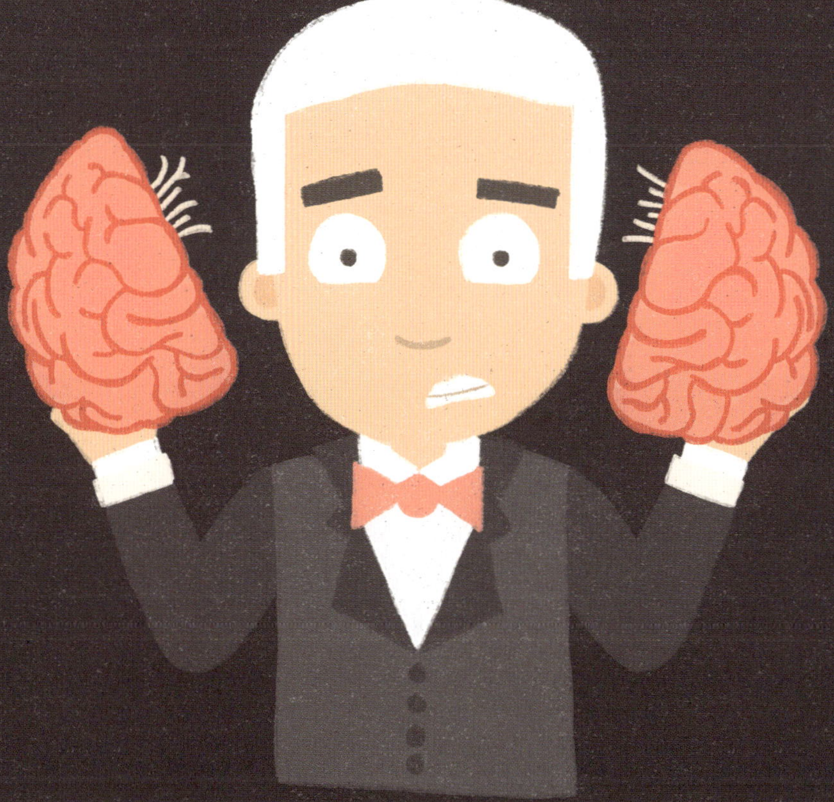

Cerebro dividido

En las décadas de 1950 y 1960, un neurocientífico llamado Roger Sperry decidió ver qué ocurriría en caso de desconectar el hemisferio derecho del izquierdo seccionando el cuerpo calloso. En sus experimentos con gatos y monos, descubrió que dichos animales memorizaban el doble de la información que recibían en la mitad de tiempo, ya que cada hemisferio actuaba como un cerebro independiente.

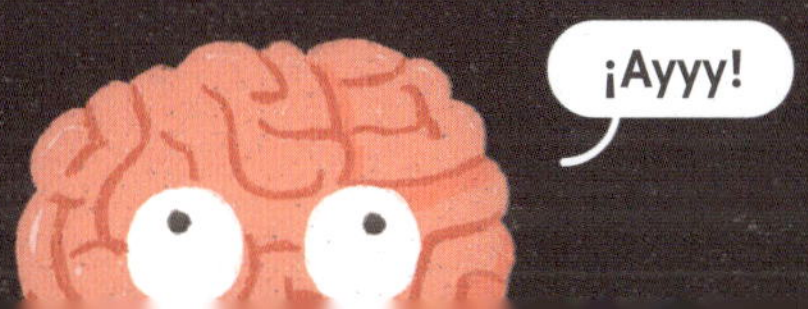

El sistema nervioso

¿De qué está hecho el cerebro?

Un cerebro humano plenamente desarrollado pesa alrededor de 1.4 kg (más o menos lo mismo que 14 manzanas). Al igual que todo lo que está vivo, tu cerebro se compone de células. Las células del cerebro son de dos tipos: neuronas y glías. Las neuronas son células nerviosas que transportan información por el cerebro y el cuerpo. Las glías, sin embargo, no son células nerviosas, sino que asisten a las neuronas para que lleven a cabo su misión.

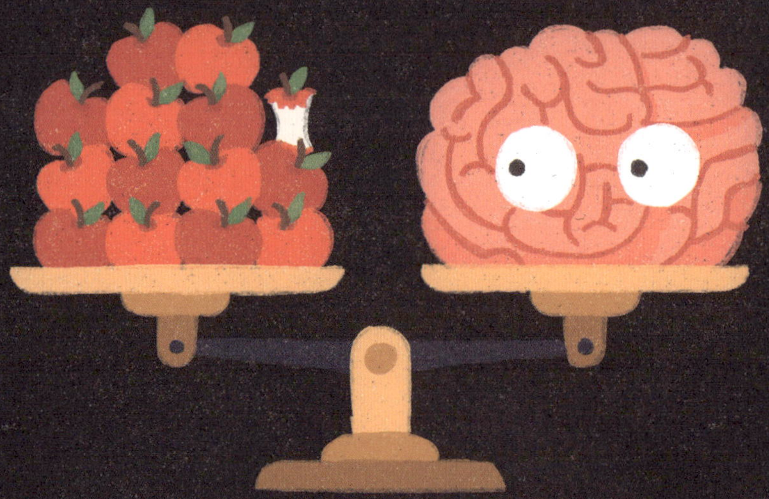

Neurona

Las neuronas se sirven de impulsos eléctricos y químicos para trasladar los mensajes de tu cerebro al resto del cuerpo, y de ahí vuelta al cerebro. Hay un montón de tipos distintos de neuronas, pero en su mayoría tienen la forma de arbolitos diminutos.

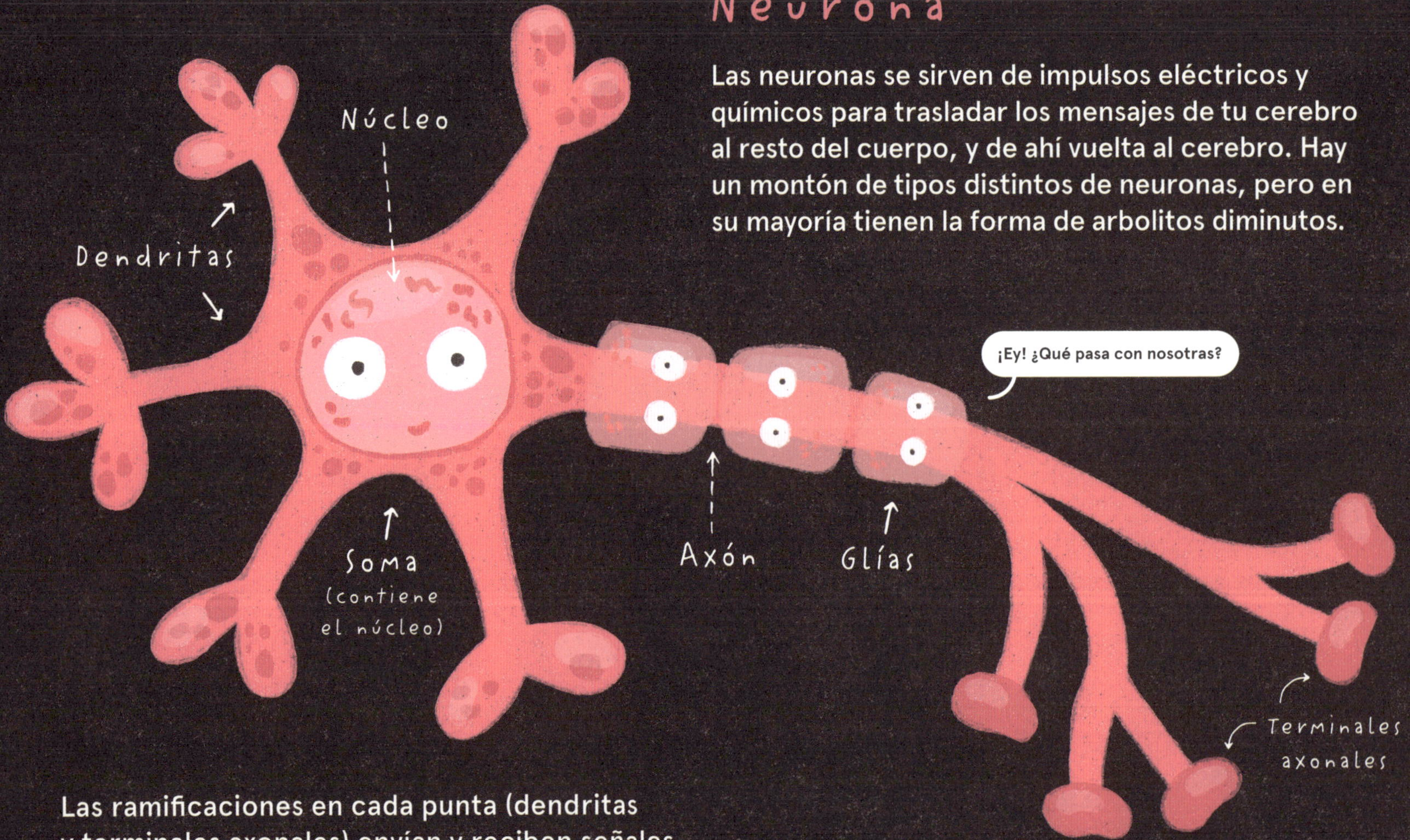

Las ramificaciones en cada punta (dendritas y terminales axonales) envían y reciben señales, mientras que el tronco (el axón) transporta las señales. Y ya que las comparamos con árboles, a diferencia de ellos, las neuronas son pequeñíííísimas. Fíjate, un fragmento de córtex del tamaño de un grano de arena contiene 100 000 neuronas.

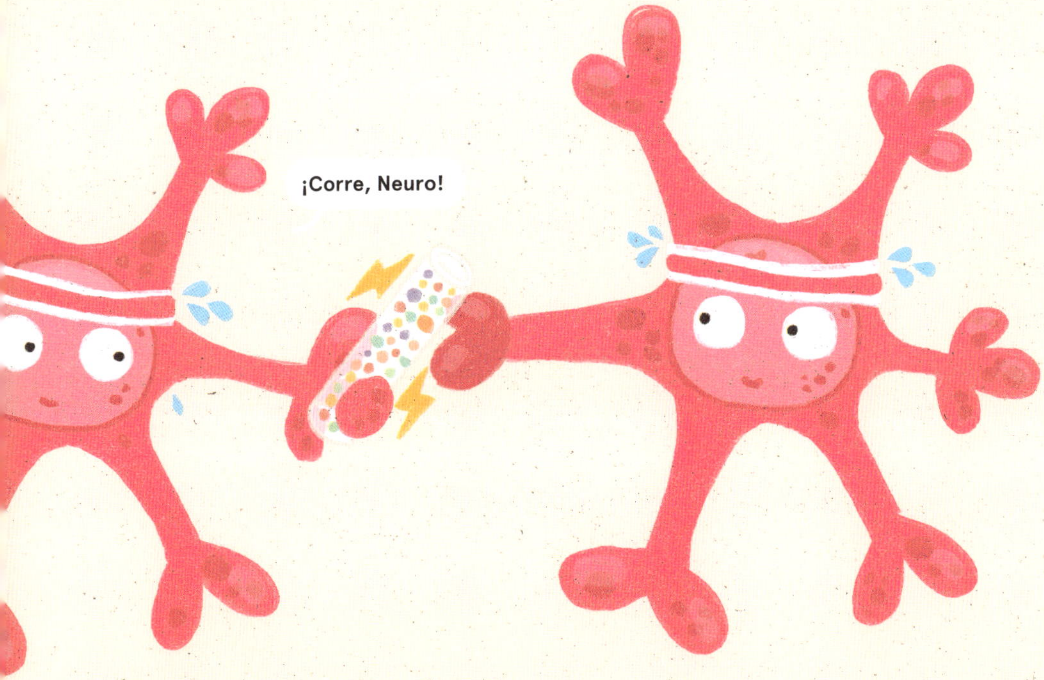

Piensa en tus neuronas como en un equipo de carreras de relevos que va pasando el testigo de información de un corredor al siguiente. Ese cometido lo llevan a cabo gracias a una minúscula explosión de electricidad a la que llamamos potencial de acción (y, a veces, «impulsos»).

Sinapsis

Las conexiones entre neuronas se llaman sinapsis. Nuestras capacidades para movernos, pensar, recordar, amar y reír son consecuencia de la actividad producida entre los millones y millones de conexiones (en lugar de entre las neuronas como tales). En realidad, cada sinapsis es un espacio minúsculo, una brecha. Los corredores de relevos necesitan pasar el mensaje al otro lado de ese espacio, y para ello recurren a la ayuda de compuestos químicos (llamados neurotransmisores) y un pulso eléctrico diminuto. ¡Ahora mismo, eso es justamente lo que está pasando por todo tu cerebro!

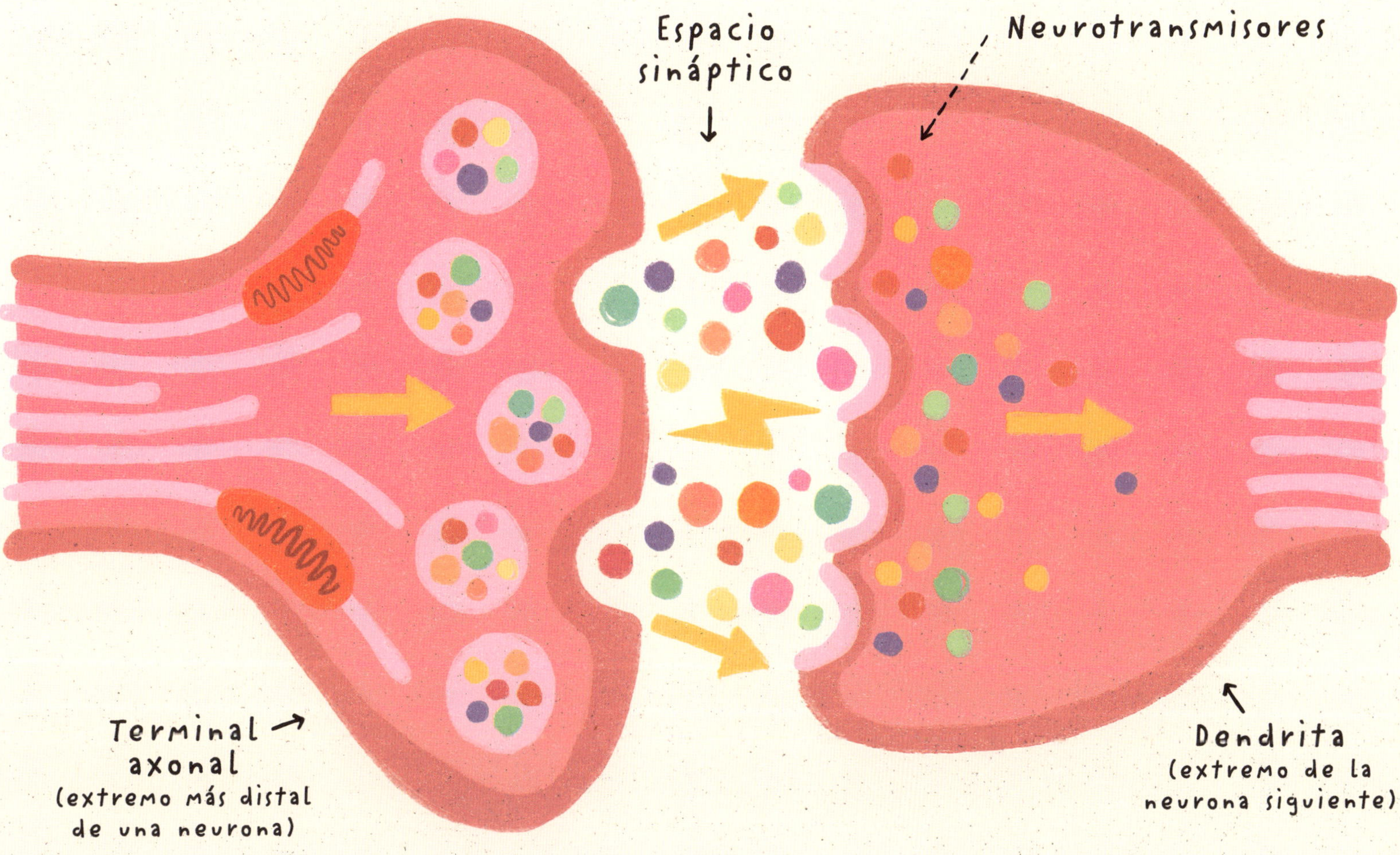

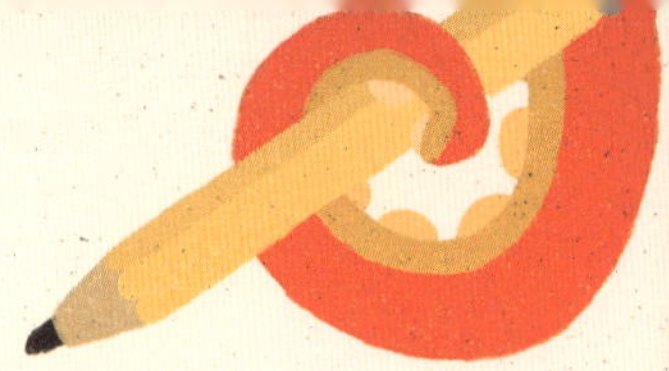

La carrera de relevos de las neuronas sigue hasta que los neurotransmisores alcanzan su ansiado destino. Su llegada provoca una reacción; por ejemplo, que tus ~~minúsculos~~ músculos se contraigan, lo que te sirve para saludar a alguien.

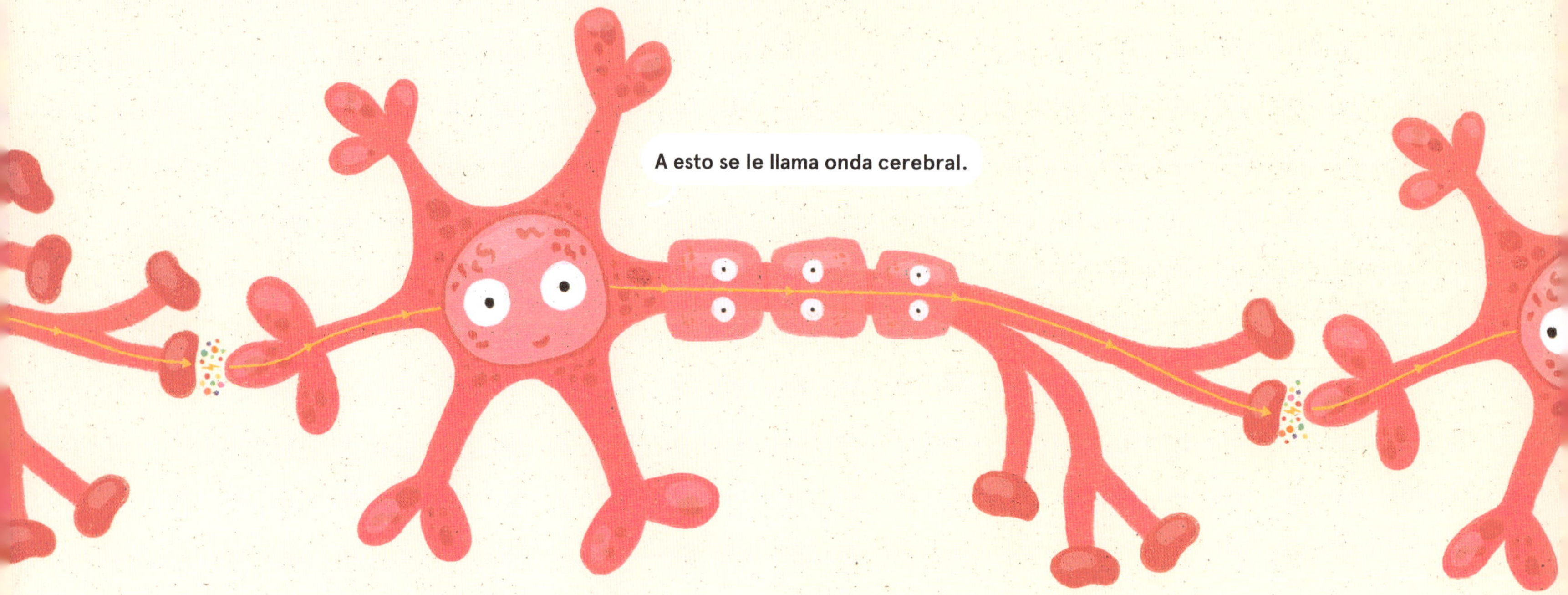

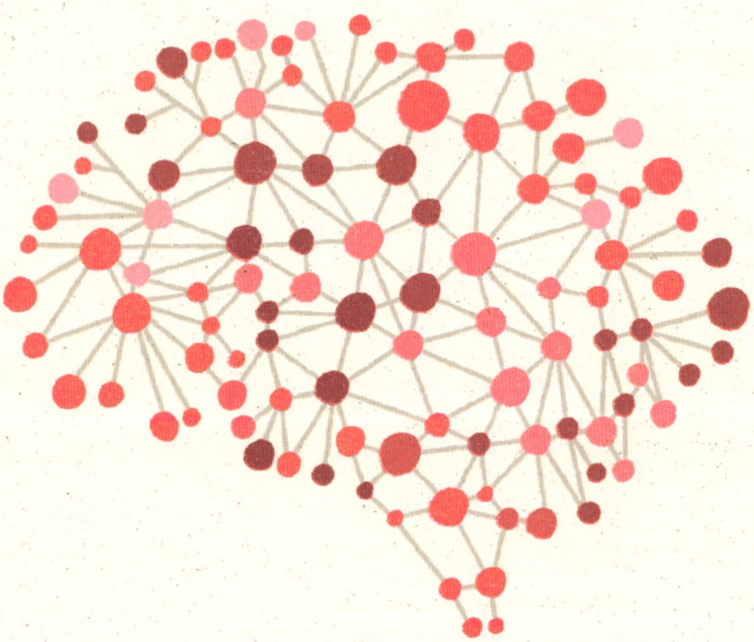

Cada una de esas 86 000 millones* de neuronas de tu cerebro conecta con miles de otras neuronas a su alrededor. Las señales eléctricas fluyen libremente en dichas redes neuronales a velocidades estratosféricas. Las células nerviosas transportan mensajes desde y hacia tu cerebro a través de una red que abarca tu cuerpo casi por entero.

*Milloncete arriba o abajo

Glía

Una glía es el conjunto de células grasas que velan por que las neuronas funcionen como es debido y, al mismo tiempo, las protegen frente a posibles daños. Hay muchas clases distintas de glías, pero, como su papel es menos glamuroso, se llevan menos elogios. Las células grasas gliales son las que dan al cerebro su bonito color rosado.

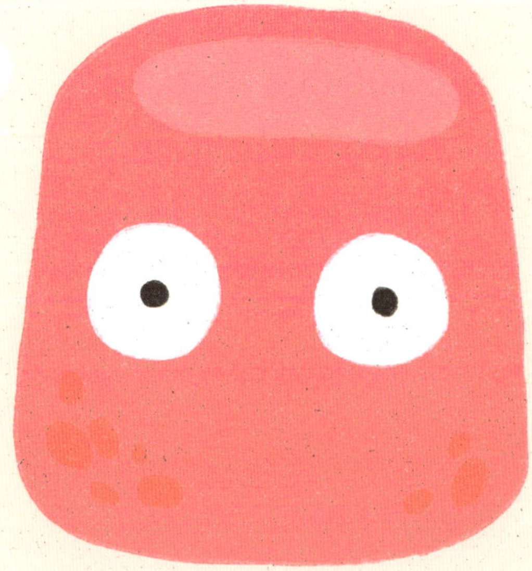

El sistema nervioso

Un manojo de nervios

Las neuronas especializadas forman una gigantesca autopista de comunicación entre tu cerebro y tu cuerpo, a la que llamamos sistema nervioso. Las dos partes principales de tu sistema nervioso están constituidas por diferentes tipos de nervios:

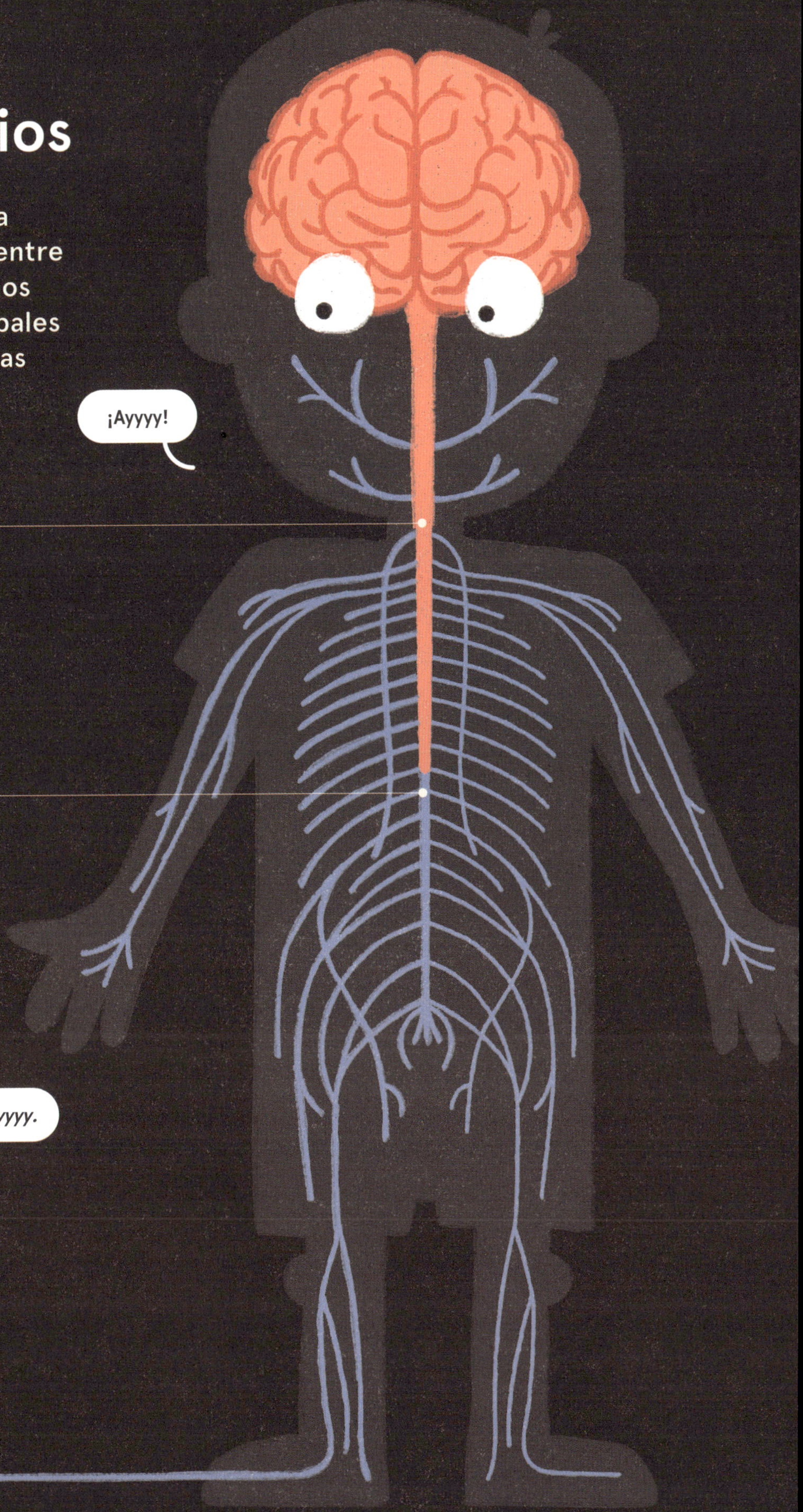

Sistema nervioso central

Lo forman el cerebro y la médula espinal (un grueso haz de nervios que discurre por dentro de los huesos de la columna).

Sistema nervioso periférico

Conecta el cerebro y la médula espinal con cada recoveco de tu cuerpo.

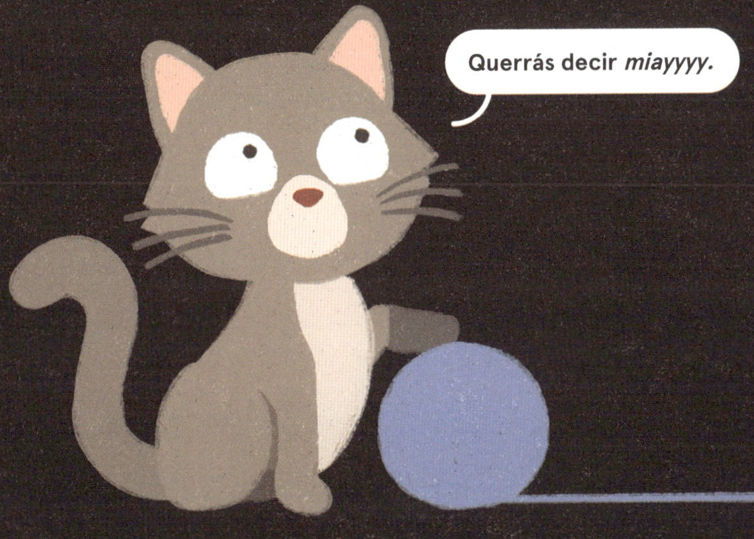

Algunas veces tu cerebro envía instrucciones a tu cuerpo por medio del sistema nervioso para decirle que haga algo (por ejemplo: «Acaricia a ese gato»). Otras es tu cuerpo el que envía información de regreso a tu cerebro (podría ser: «¡Au, ese gato acaba de tocarme un nervio!»). Pero en los extremos de tu sistema nervioso hay muchos tipos de receptores sensoriales...

El sistema nervioso

Tus lados sensibles

Todos tenemos un montón de sentidos. Para la mayoría de las personas, suponen una deliciosa mezcla de tacto, gusto, oído, vista y olfato. Nuestros sensacionales sentidos nos ayudan a descubrir el mundo que nos rodea y a interactuar con él.

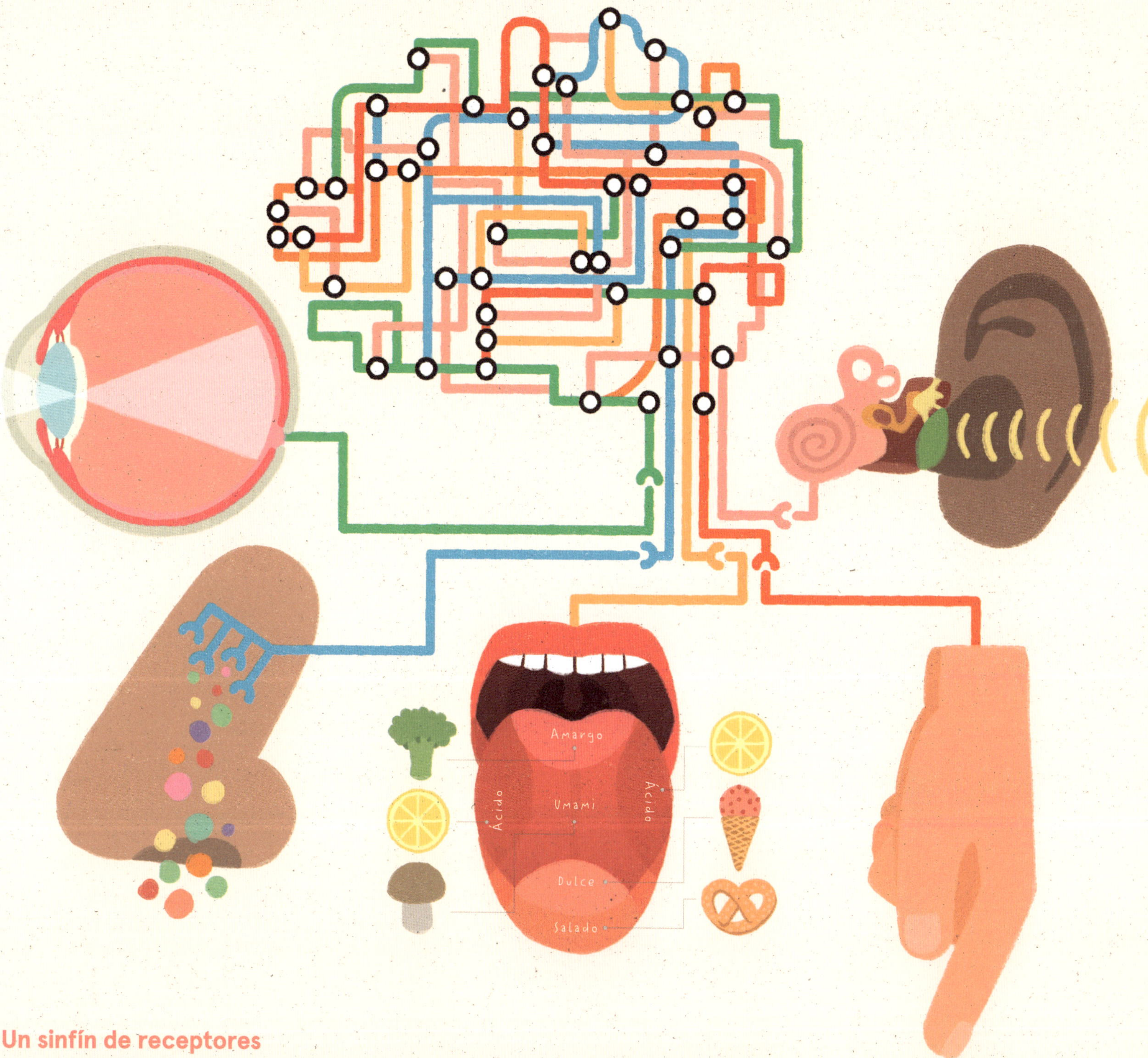

Un sinfín de receptores

Las sensaciones físicas llegan a nuestro cerebro gracias a unos receptores sensoriales especializados, que se encuentran convenientemente situados a lo largo de nuestro cuerpo. Hay partes atiborradas de receptores (como la piel o los labios), y otras con bastantes menos y cuya sensibilidad es claramente inferior (por ejemplo, la piel que recubre el codo). Los receptores se conectan con nuestro cerebro por medio de neuronas especializadas del sistema nervioso. El cerebro traduce las señales sensoriales recibidas a través de esos nervios para que, desde allí, podamos decidir cómo reaccionar.

¡Un sinsentido!

El cerebro en sí carece de receptores sensoriales y, por tanto, no es capaz de sentir dolor. En ese interior oscuro como boca de lobo, el cerebro percibe el mundo únicamente a través de señales eléctricas. Es tu cerebro quien, a partir de esas señales abstractas, recrea todo lo que conoces. Los colores, olores e incluso la conciencia de tu identidad existen solo como percepciones. Son el resultado de innumerables procesos generados al unísono, dentro de tu fascinante mollera.

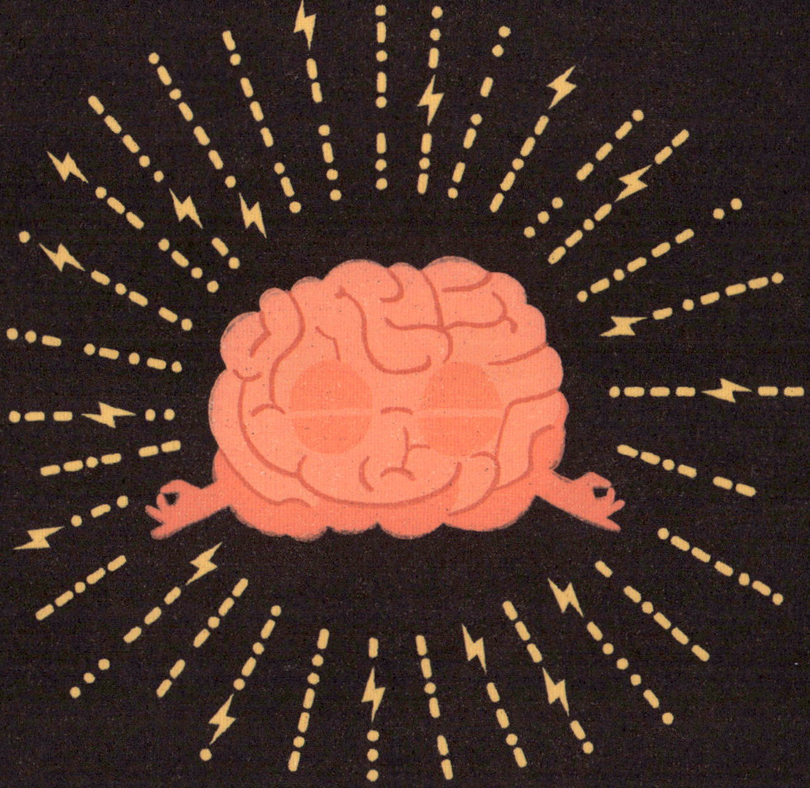

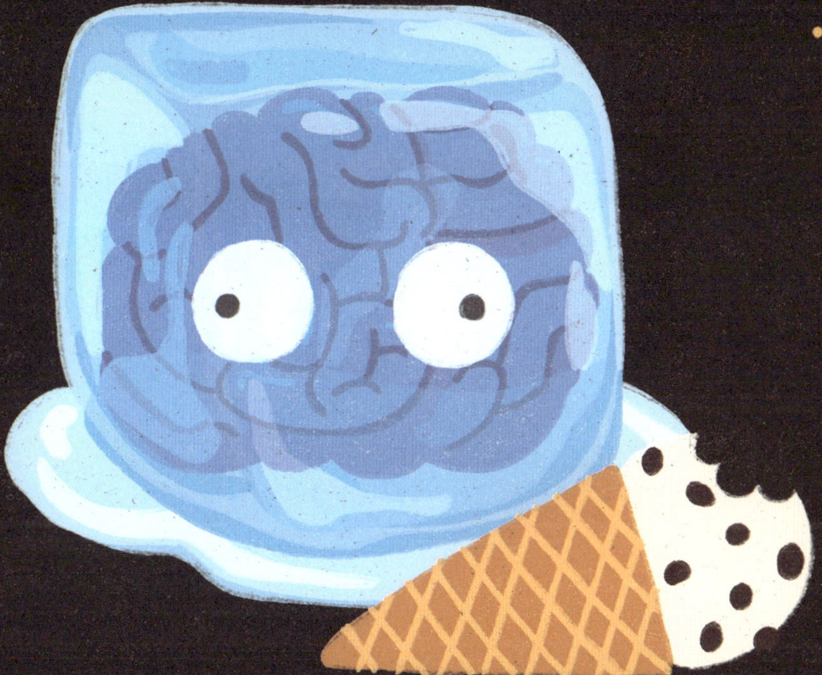

Frrrío cerebrrrral

¿Alguna vez te has comido un helado demasiado rápido? ¿Sí? Pues esa sensación de dolor frío que habrás notado en las sienes se produce porque tu cuerpo trata de calentar los trocitos congelados lo más rápido posible. Resulta que tu cerebro envía a toda prisa señales a los vasos sanguíneos de tu boca helada; esos vasos se expanden a toda mecha para recibir más sangre y aumentar así el calor en la zona. En consecuencia, los vasos vecinos (que han perdido su sangre) se encogen, dando lugar a dolorosas señales que se envían de vuelta al cerebro. ¡Auuu!

El síndrome... ¡achís!

Entre un 15 % y un 30 % de las personas estornudan al mirar al sol, y aún no sabemos la causa. La teoría más plausible sugiere que el nervio óptico envía una ráfaga de señales al cerebro para que encoja las pupilas. Este aumento de actividad lo siente otro nervio cercano (el trigémino, que suele ser el responsable de ayudarte a que sientas el dolor, el tacto y la temperatura en la cara). Se cree que el cerebro malinterpreta esas señales como un picor en la nariz. Y... ¡tachán!, provoca que tu cuerpo reaccione... ¡ACHÍS!

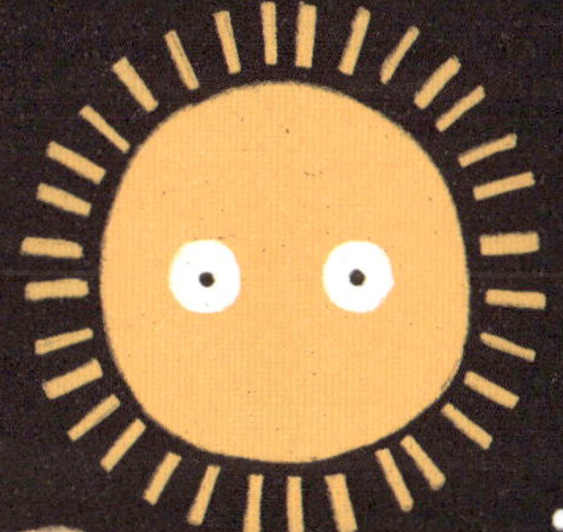

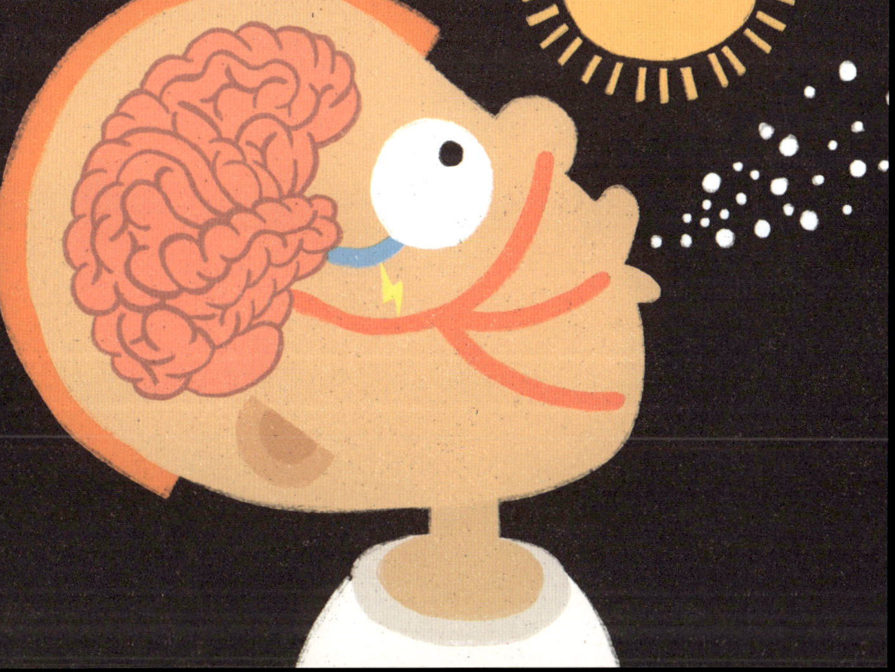

El cerebro infatigable

¿Cómo aprendemos?

Cuando aprendemos algo nuevo, ese mensaje («lo nuevo») viaja de una neurona a otra, creando un nuevo camino. Haz una cosa: piensa en tu mente como si fuera una colina nevada, y en tus pensamientos como si fueran un tobogán. Cada vez que pensamos la misma cosa o practicamos una misma acción, el mensaje se desplaza por la misma ruta, provocando, por tanto, que el camino se marque mejor y se libere de obstáculos. Esa es justamente la manera en que tu cerebro establece conexiones más marcadas y libres de estorbos entre las neuronas cada vez que retoma ese camino.

La práctica lleva a la perfección

Esto también funciona para los sentimientos. No hace falta ser valiente para dar forma a pensamientos valientes. Cuantos más pensamientos valientes y positivos tengas (como «¡Yo puedo hacer esto!» o «¡Va a salir bien!»), más se consolida el camino, y pronto será más habitual que te sientas así.

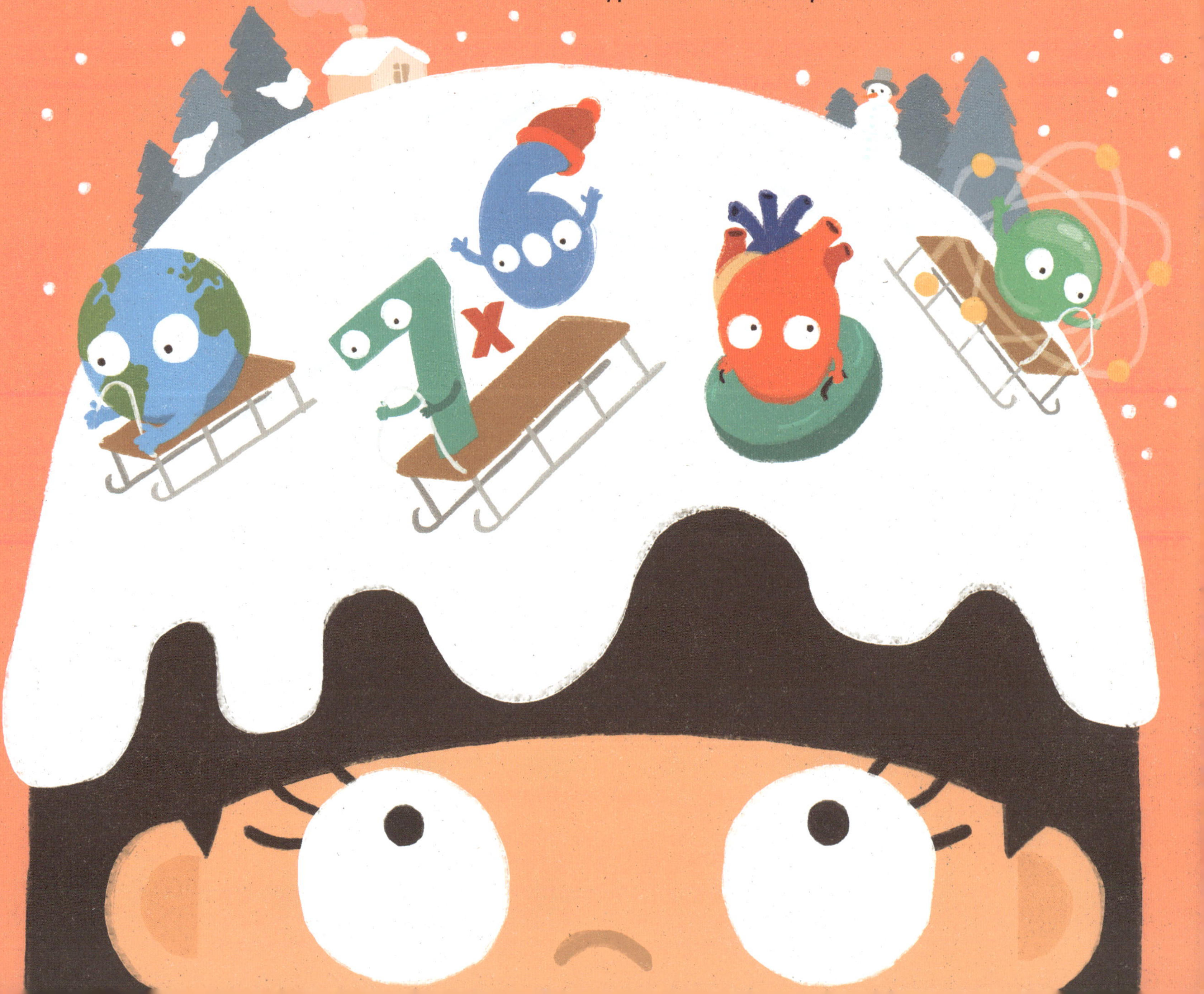

El cerebro infatigable

Pensar en pensar

Como se suele decir: «Si el cerebro humano fuera tan simple como para que pudiéramos entenderlo, seríamos tan simples que no lo lograríamos». Cómo es posible que pensemos resulta una de las grandes incógnitas del cerebro humano... ¡y del universo entero!

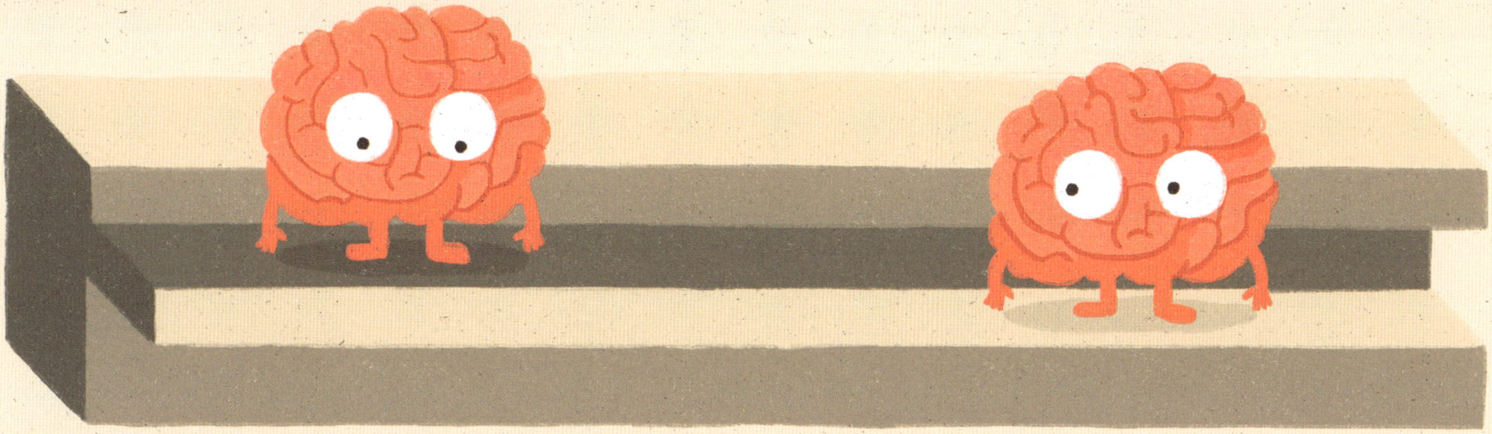

Todos poseemos una conciencia de nosotros mismos; sin embargo, no tenemos la menor idea del modo en que nuestros pensamientos y experiencias surgen del montón de átomos inanimados que conforman nuestro cerebro. ¡Venga de donde venga, debes dar gracias a lo que llamamos conciencia (y a tu cerebro) por todos estos prodigios!

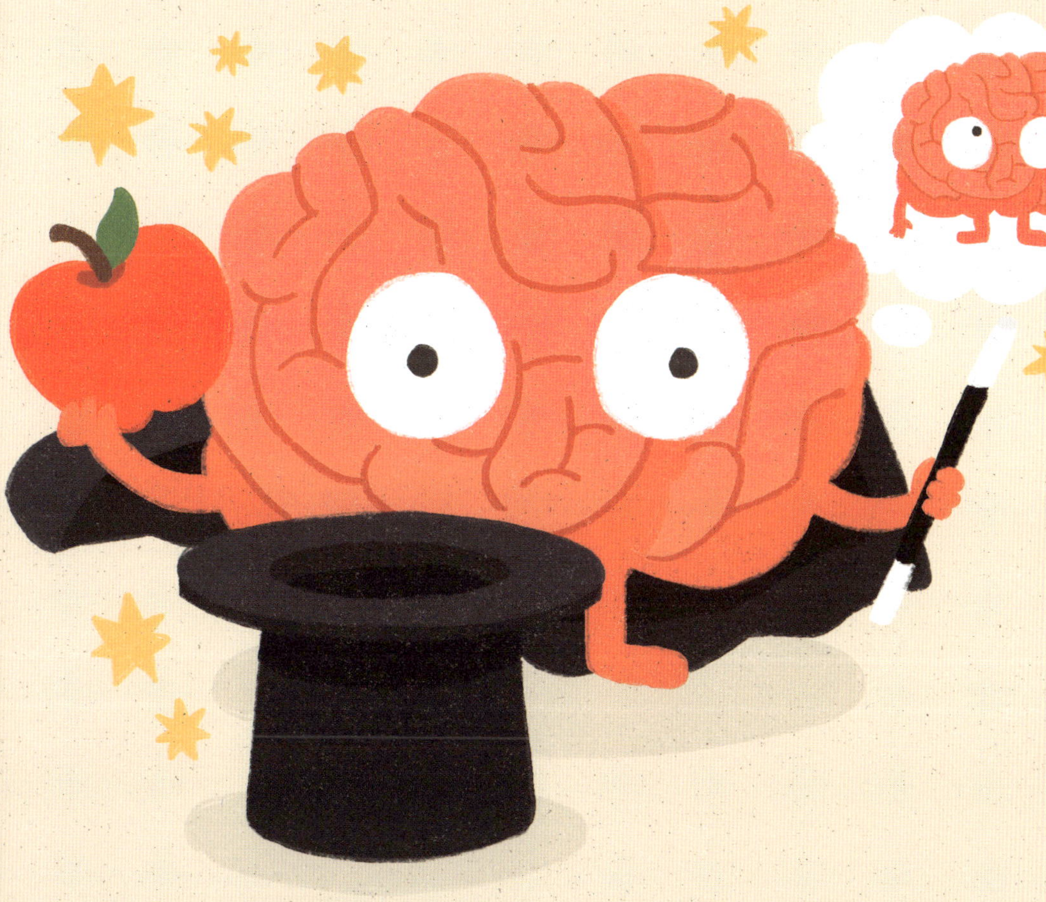

El gran ilusionista

Todo cuanto ves, oyes, saboreas, hueles y sientes no es el mundo como realmente es. Todas esas sensaciones son lo que tu cerebro te dice (a ti concretamente) que son. Observa esa manzana de ahí, por ejemplo. No existe un átomo o molécula de la «rojez», sino que esa rojez es una percepción creada por tu maravilloso cerebro (con una ayudita de los receptores sensoriales que hay en tus ojos, los cuales enviaron la señal por tu sistema nervioso).

Gracias a los recuerdos

Sin memoria, no serías capaz de aprender cosas nuevas, ni de canturrear tu canción preferida al escucharla, ni de saberte el camino de vuelta a casa, ni siquiera de reconocer a parientes y amigos. Por suerte, tu fantástico cerebro se parece bastante a un super-hiper-mega-disco-duro, con capacidad para almacenar billones de datos.

Procesador de memoria

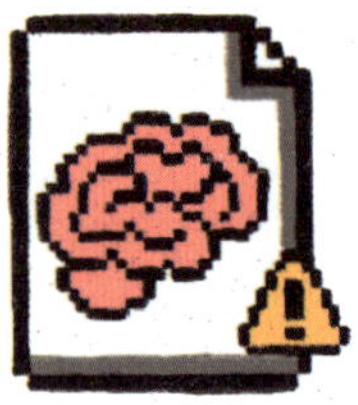

¡Ha pasado algo!

La experiencia entra en tu cerebro a través de receptores sensoriales.

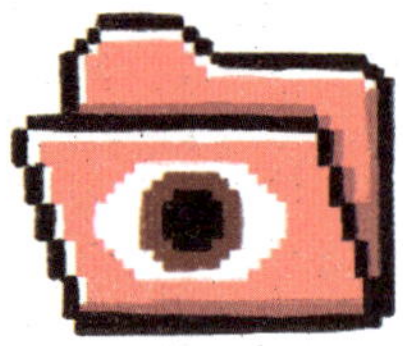

Memoria sensorial

La memoria o el recuerdo de las sensaciones se queda aquí durante apenas unos segundos.

Memoria funcional/ a corto plazo

La mayor parte de estos elementos permanece en tu memoria a corto plazo durante menos de 1 minuto.

¡Huy! Memoria borrada

Cuando algo en la memoria a corto plazo deja de ser útil, se olvida de forma permanente.

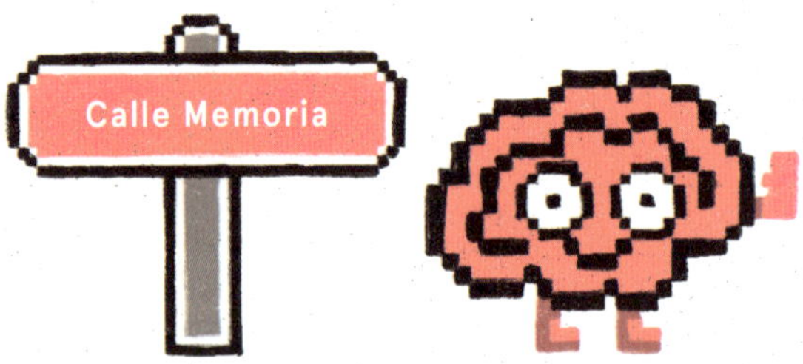

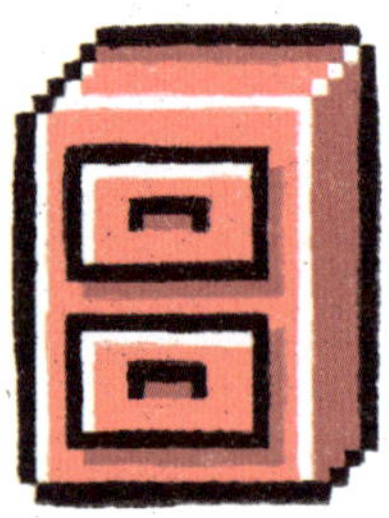

Memoria a largo plazo

Si un pedazo de memoria a corto plazo no se olvida, entonces aterriza aquí y puede quedar almacenada de por vida. Existen muchos tipos de recuerdos a largo plazo, entre ellos...

Memoria semántica

Hechos, palabras y conceptos.

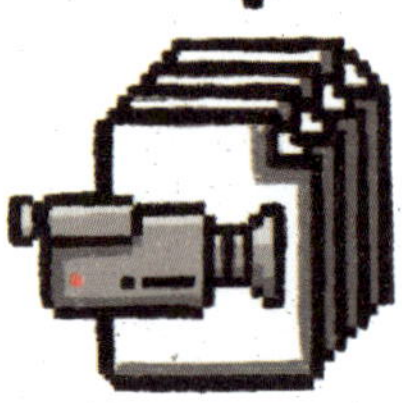

Memoria episódica

Acontecimientos y experiencias.

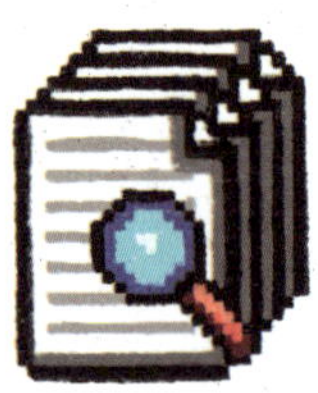

Memoria explícita

Recuerdos que hace falta recuperar de manera consciente (vamos, como ponerse a «rebuscar» información en la mente).

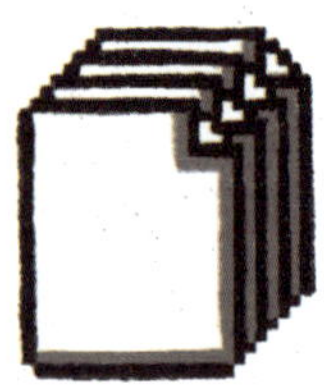

Memoria implícita

Recuerdos que se evocan de manera inconsciente (por lo que no es preciso que los «busques»).

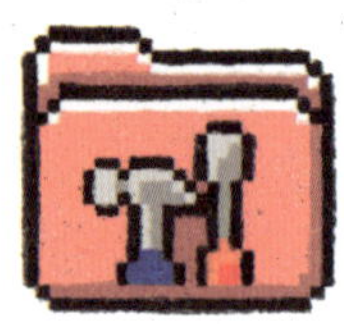

Memoria procedimental

¡Habilidades y tareas o actividades como montar en bici, tocar el piano o caminar!

¿Dónde se almacenan los recuerdos?

Nuestros recuerdos son susceptibles de cambio, ¡incluso puede variar su ubicación en nuestro cerebro con el paso del tiempo! Tu viejo amigo el hipocampo es el principal artífice del almacenamiento de los recuerdos a largo plazo, pero muchas otras partes del cerebro juegan también un papel en la memoria.

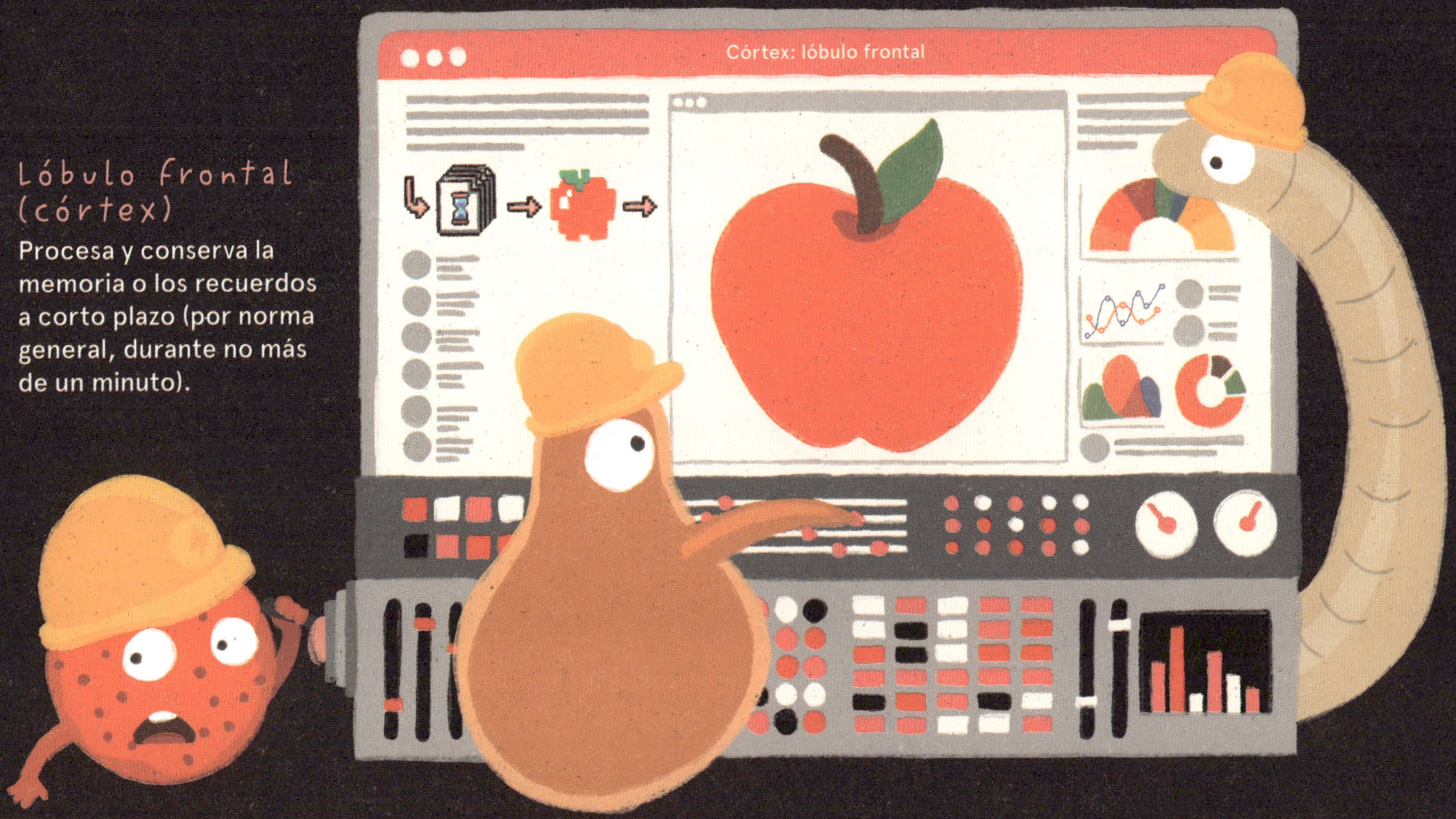

Lóbulo frontal (córtex)

Procesa y conserva la memoria o los recuerdos a corto plazo (por norma general, durante no más de un minuto).

Amígdala

Convierte recuerdos a corto plazo en recuerdos a largo plazo, y asocia emociones a recuerdos.

Ganglios basales

Almacenan recuerdos procedimentales. Por ejemplo, cómo montar en bici, nadar o tocar un instrumento.

Hipocampo

Desempeña el papel principal a la hora de convertir y almacenar recuerdos a largo plazo.

¿Podrían nuestros cerebros quedarse sin memoria?

La comunidad neurocientífica calcula que la capacidad de almacenamiento del cerebro ronda los 2.5 millones de *gigabytes*. Es decir, el equivalente a que tu madre o tu padre graben 300 millones de horas de vídeo contigo como protagonista. Para hacer algo así, tendrían que grabarte las 24 horas del día durante 300 años. Así que no, que no te inquiete quedarte sin capacidad de memoria en los años que te quedan.

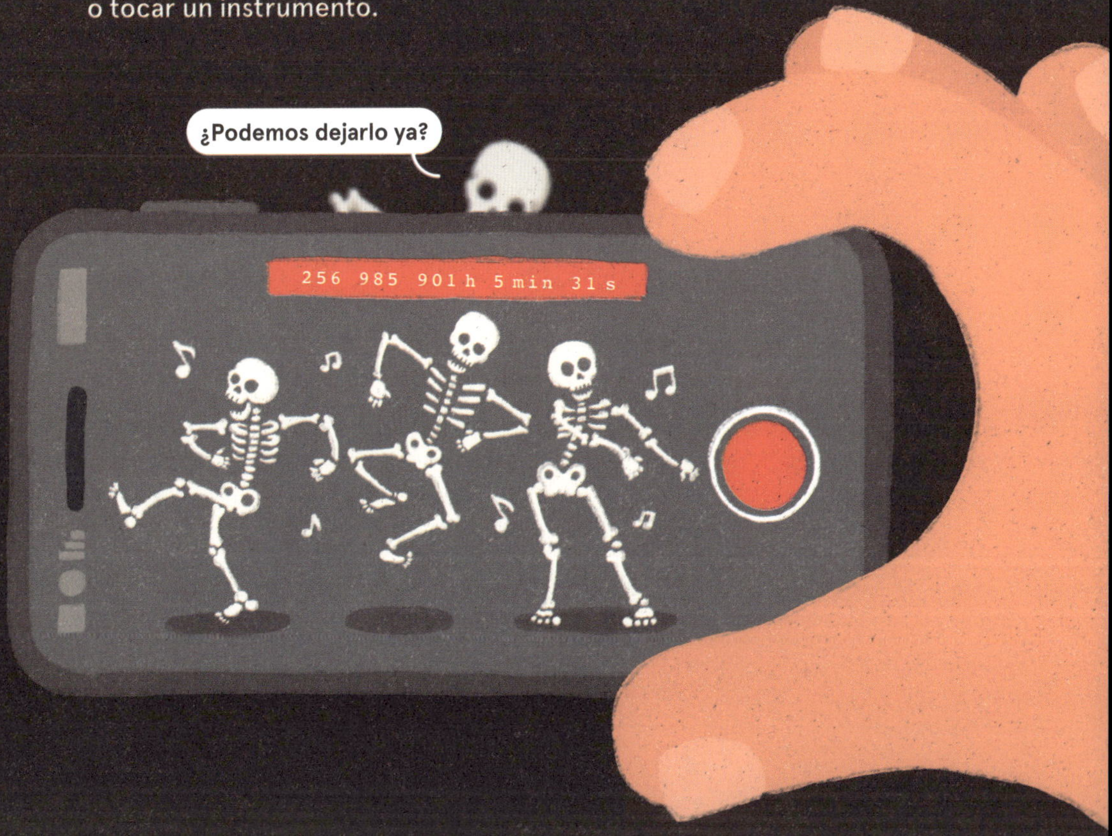

El cerebro infatigable

Sentido y sensibilidad

Las emociones son la reacción irreflexiva de tu cerebro frente a lo que ocurre a tu alrededor. Surgen del sistema límbico y, por lo general, se manifiestan en cambios de comportamiento. Las emociones indican cómo te sientes ante cosas como...

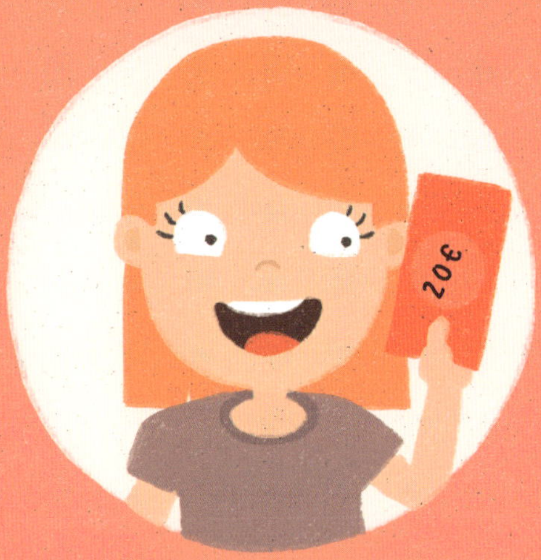

Encontrarte 20 €

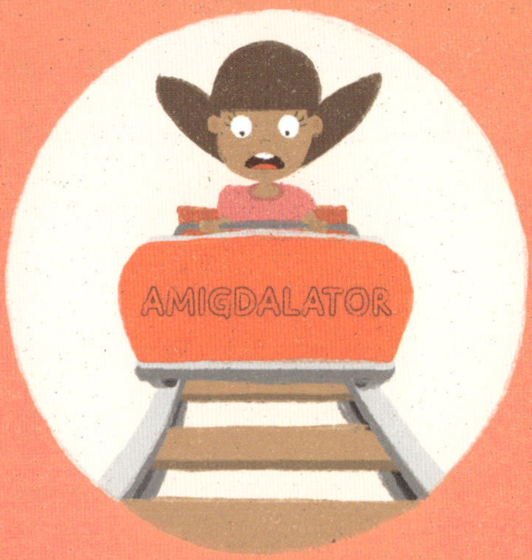

Subirte a una atracción

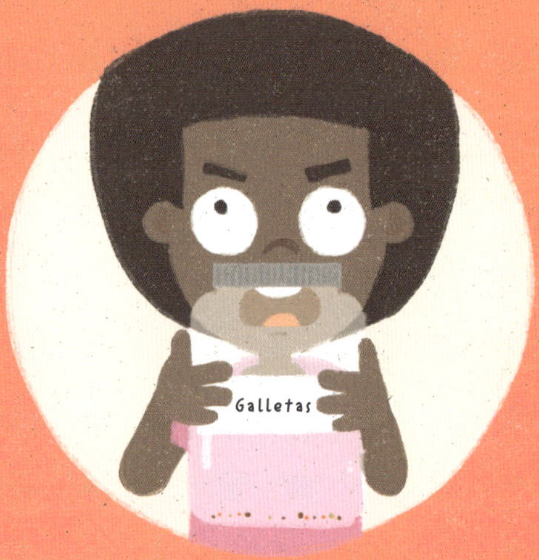

Que te roben las galletas

¿Cuántas chuches puedes comprar con 20 €? ¿Te subirías a una montaña rusa? ¿Llorarías, gritarías o tendrías una pataleta si el sinvergüenza de tu hermano se agenciara todo tu arsenal de galletas? Los científicos creen que hay cuatro emociones básicas: felicidad, miedo, tristeza e ira. Las restantes emociones serían una mezcla de esas cuatro.

¿Lucha o huida?

Aunque nadie quiera tener miedo, lo cierto es que el miedo es una de nuestras emociones más importantes. Nos ayuda a responder en situaciones que podrían resultar peligrosas. La amígdala y el hipotálamo son las partes del cerebro que entran en acción cuando nos sentimos amenazados.

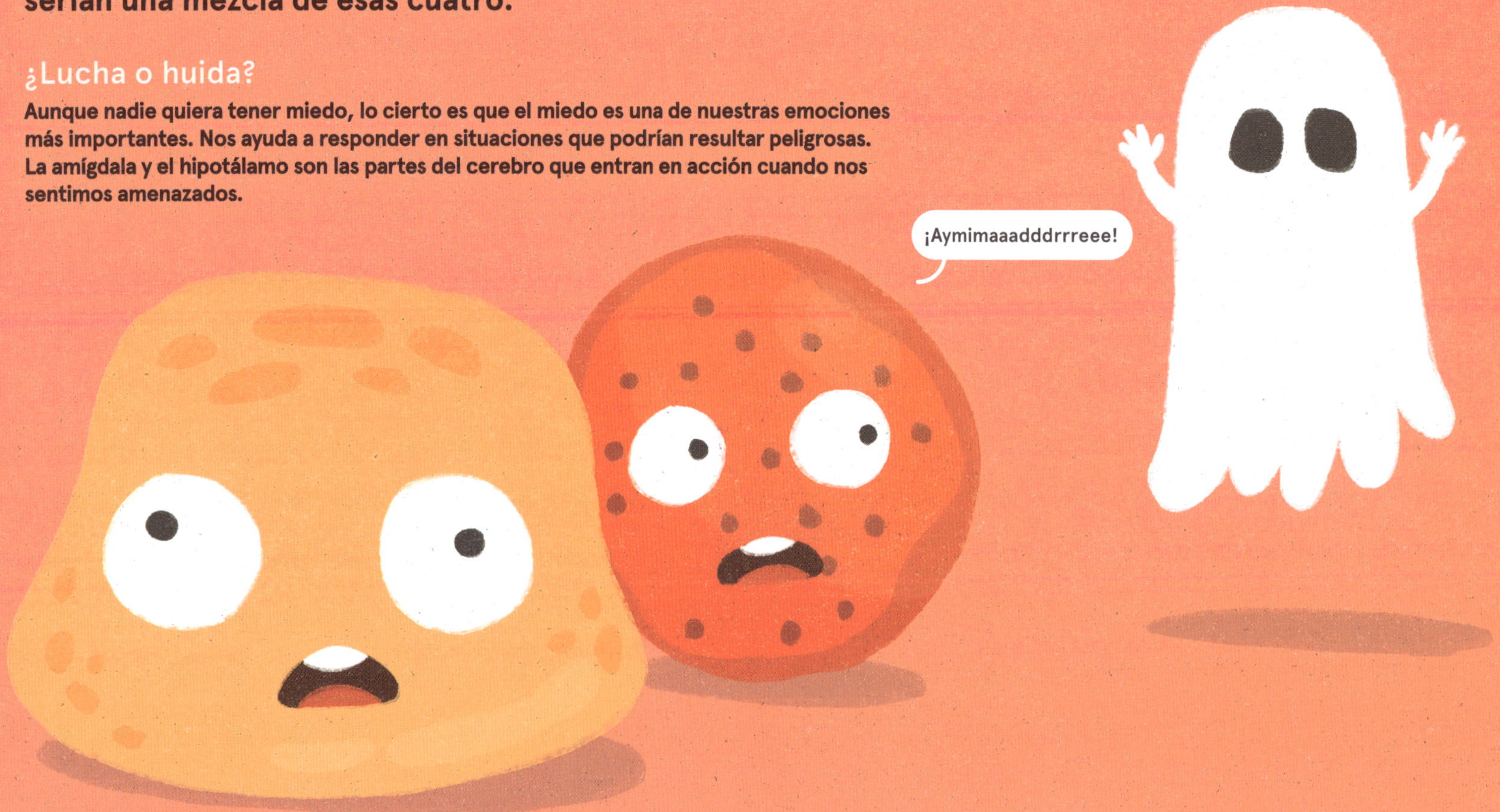

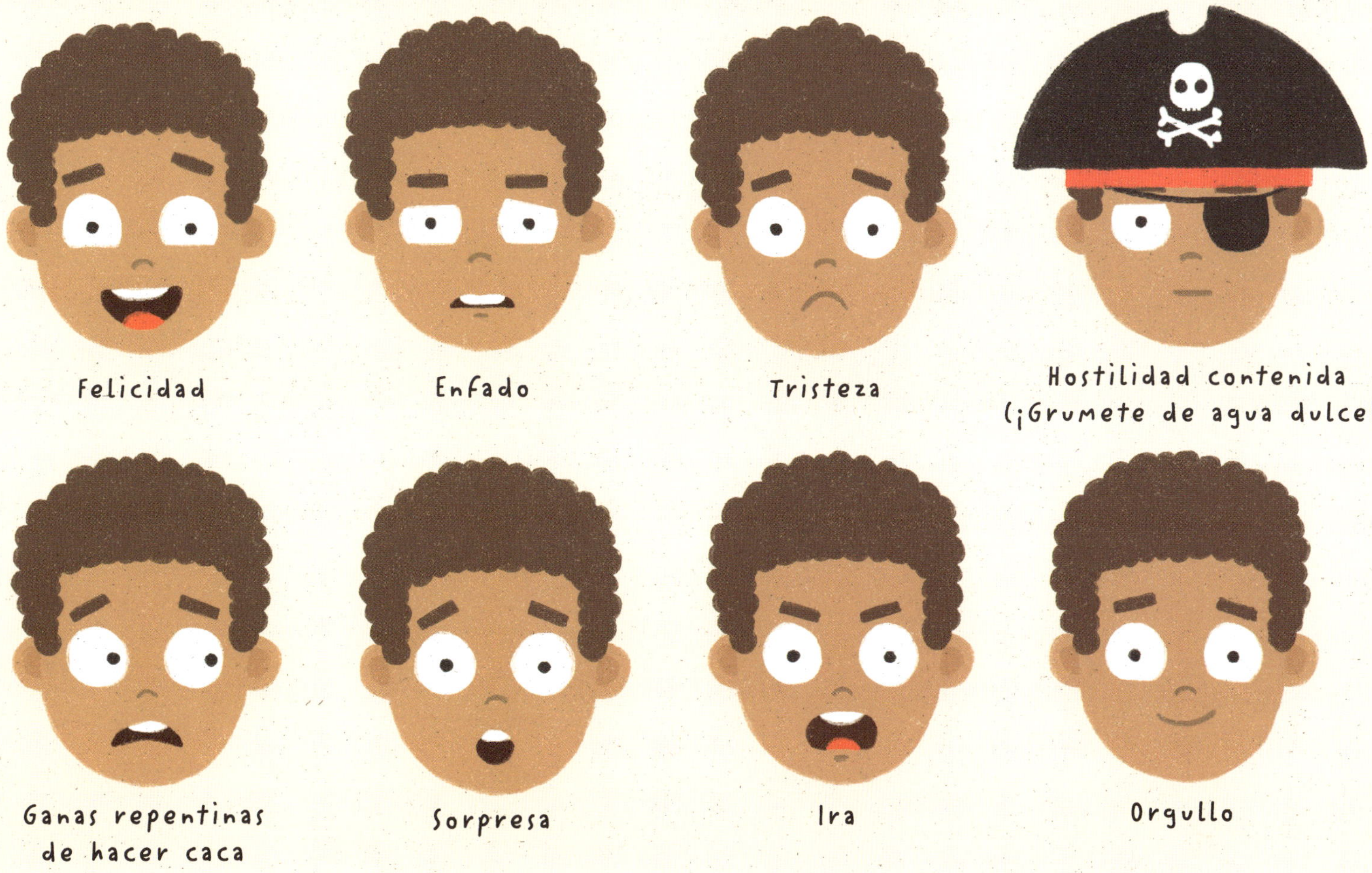

¡Échale cara!

Con frecuencia, tu expresión facial dará a otras personas una buena pista sobre el tipo de emociones que tu cerebro procesa en cada momento. Dichas expresiones son bastante universales. Por eso, si, por ejemplo, te encuentras en Australia, Angola o Albania, a pesar de que no hables la misma lengua, sabes que una sonrisa suele indicar felicidad.

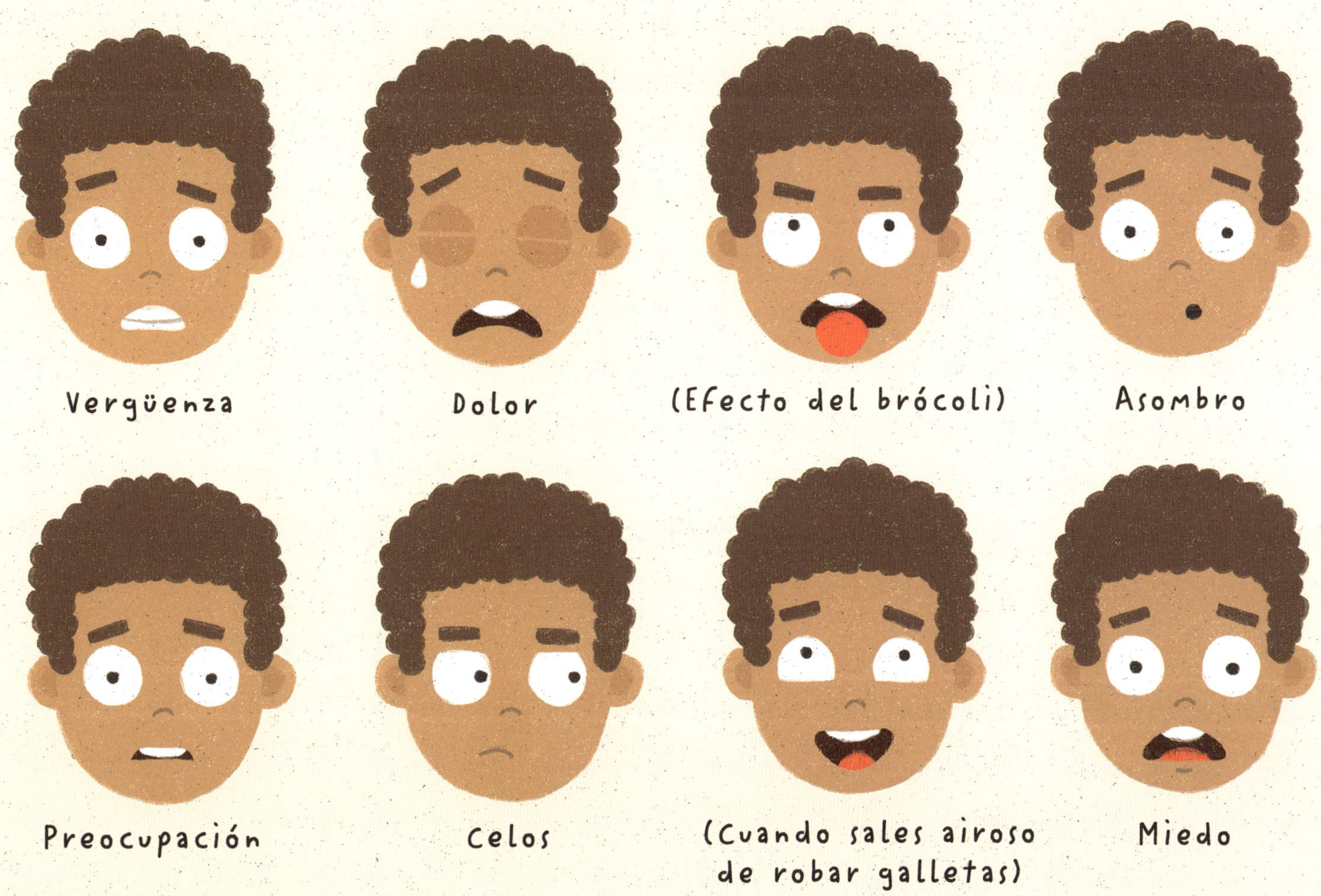

El cerebro infatigable

¡Ni lo pienses!

En el tiempo que tardas en leer esta página, tu corazón habrá latido unas 70 veces. Habrás hecho unas 20 inspiraciones y pestañeado otras tantas... ¡Y eso es solo una ínfima parte de lo que está pasando en tu cuerpo! ¡Imagínate si tuvieras que pararte a pensar en dar cada uno de esos latidos para que no se detenga tu corazón!

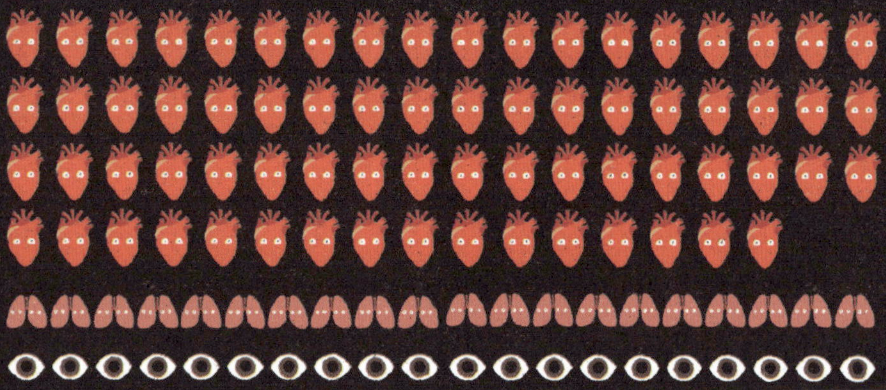

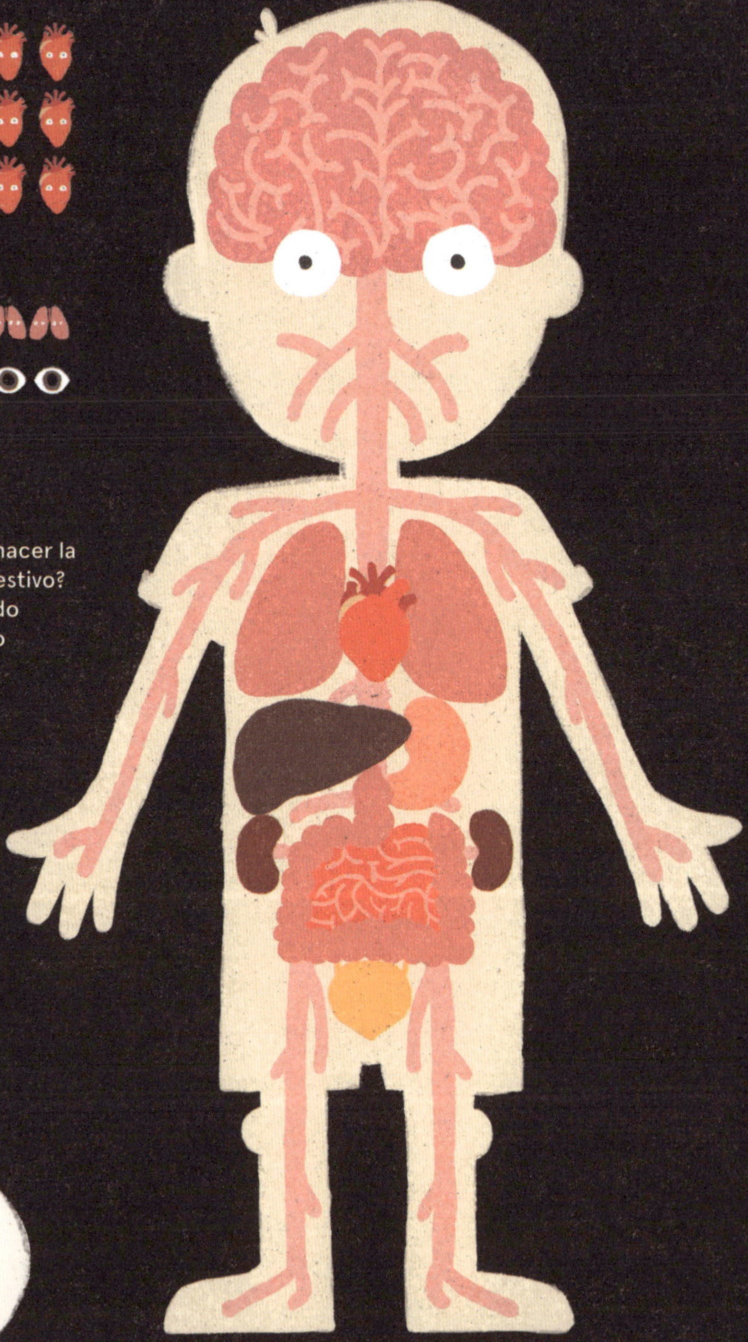

¡Venga, páncreas, arrima el hombro!

¿Qué pasaría si, después de cada comida, tuvieras que sentarte a pensar en hacer la digestión, porque, de lo contrario, la comida no avanzaría por tu sistema digestivo? Si tu cerebro tuviera que emplearse en pensar, de manera consciente, en todo lo que nuestros cuerpos hacen solo para mantenernos vivos, seguramente no tendríamos coches, ni videojuegos ni libros. ¡Y jamás podríamos dormir! Solo con atender a que el corazón no dejase de latir y que el desayuno bajara por el tracto digestivo ya estaríamos demasiado ocupados.

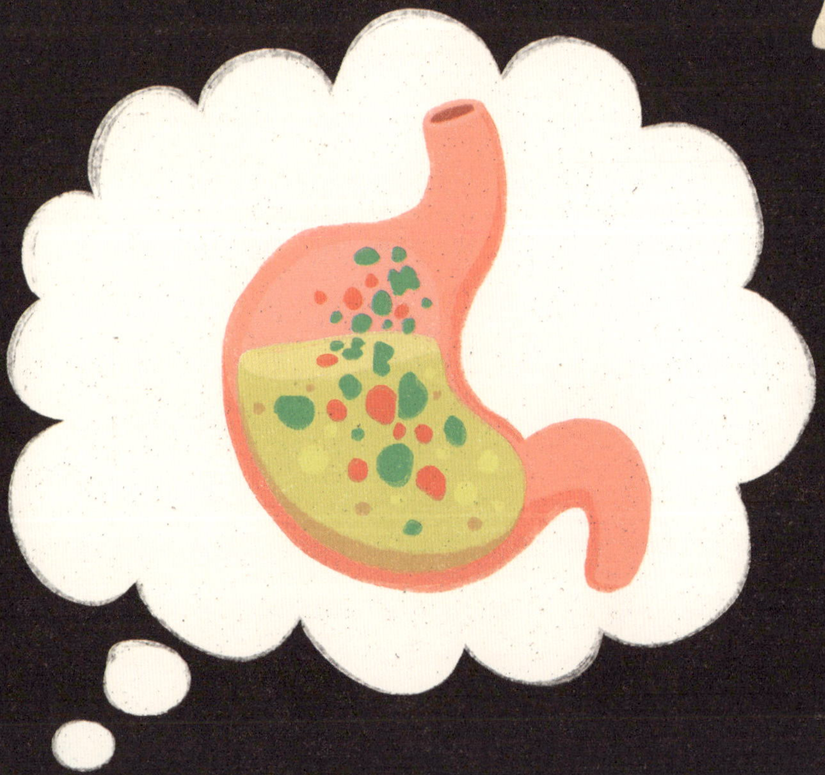

¡Bien por el tallo cerebral!

Las directrices para esta clase de acciones inconscientes parten directamente del tallo cerebral hacia las partes del cuerpo involucradas, dándole un pequeño respiro al resto de nuestro cerebro.

en reposo
El cerebro ~~infatigable~~

Vuelvo en 5 minutos

Tu cerebro trabaja sin descanso, a todas horas, incluso mientras duermes. Así como tus músculos necesitan descansar y recuperarse tras el ejercicio, también tu cerebro requiere su tiempo para relajarse y rejuvenecer cada día...

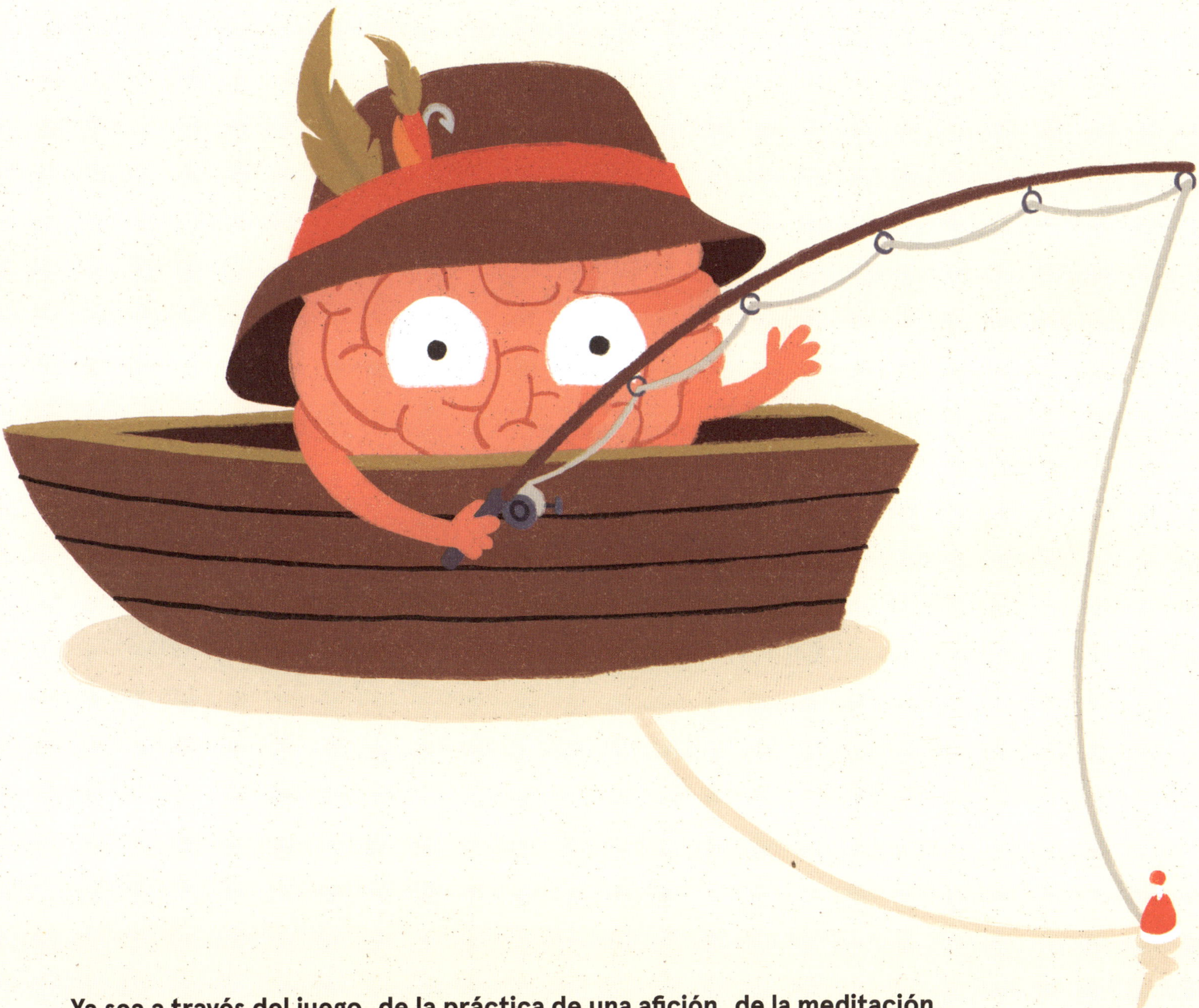

Ya sea a través del juego, de la práctica de una afición, de la meditación, de una siesta reparadora o incluso de un rato de aburrimiento, ese tiempo permite a tus funciones cerebrales trabajar mejor. Por suerte, nuestros cerebros han evolucionado para dedicar buena parte del día a día a la inactividad (tanto si la buscamos a propósito como si no). A ese rato de reposo lo llamamos sueño.

Un buen sueñecito

Todas las personas dormimos, y todas tenemos sueños peculiares (a veces, rarísimos). Pese a ello, los científicos todavía no acaban de entender por qué dormimos. De lo que sí estamos seguros es de que el sueño nos ayuda a mantener nuestro cerebro más sano y feliz. Es el momento para que se apague o reduzca su actividad y que pueda asumir tareas que no le es posible llevar a cabo mientras estamos despiertos.

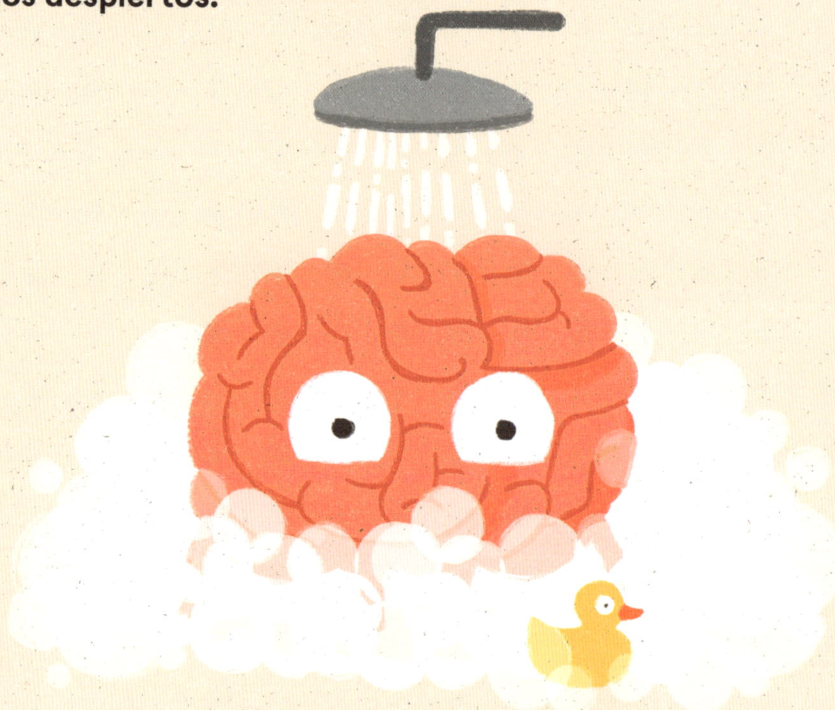

Crear recuerdos

El sueño es crítico a la hora de crear recuerdos y deshacerse de lo superfluo. Mientras duermes, el hipocampo condensa los acontecimientos recientes y los reproduce una y otra vez para, después, enviar las actualizaciones al córtex con lo que debe almacenarse y recordarse. Al mismo tiempo, se descartan los recuerdos desechables de ese día. Este proceso solo ocurre mientras duermes.

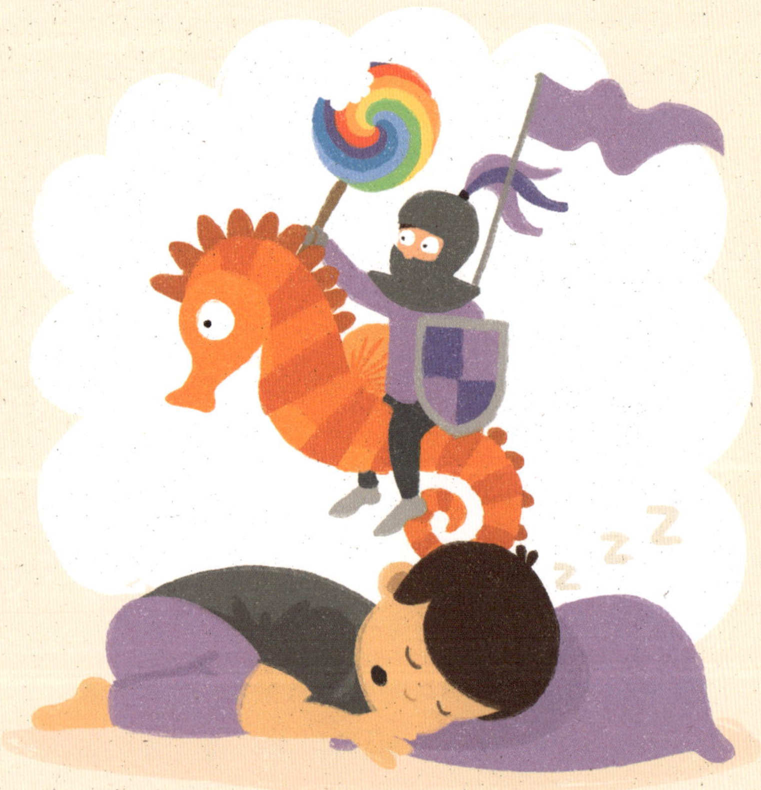

¿Por qué soñamos?

Los neurocientíficos (entre otros) han expuesto montones de teorías para explicar el propósito de nuestras asombrosas alucinaciones nocturnas. Los sueños pueden estar vinculados con tu cerebro en el proceso de crear recuerdos y descartar experiencias. En todo caso, hasta la fecha no tenemos la respuesta.

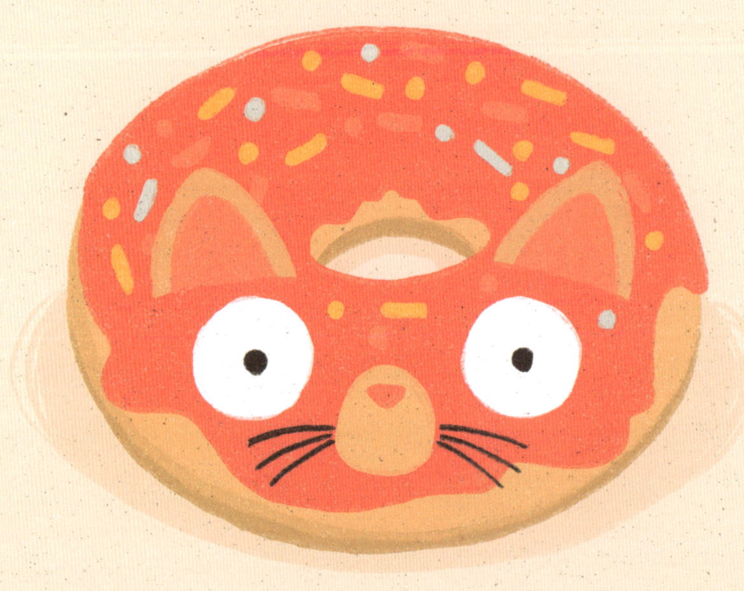

Parálisis del sueño

¿Alguna vez te has preguntado por qué, cuando estás soñando, no echas a correr para atrapar ese apetitoso bollo que te tienta? Pues verás: durante el sueño, tu cerebro bloquea las conexiones con los músculos para evitar que entren en acción… (por suerte para el gato-bollo que duerme a los pies de tu cama).

Ciclos del sueño

En el transcurso de una noche cualquiera, pasarás por entre cuatro y seis ciclos del sueño. Cada uno de ellos se divide en cuatro fases, que van desde adormecerse hasta soñar. A veces nos despertamos entre un ciclo y otro (y por lo general también al llegar la mañana..., así que ¡todo en orden!).

Fase 1

Adormecimiento

- Una breve transición entre la vigilia y el sueño.
- Los ojos se cierran.
- Los ~~minúsculos~~ músculos se relajan.

Fase 4

Fase REM (por las siglas en inglés de *Rapid Eye Movement*)

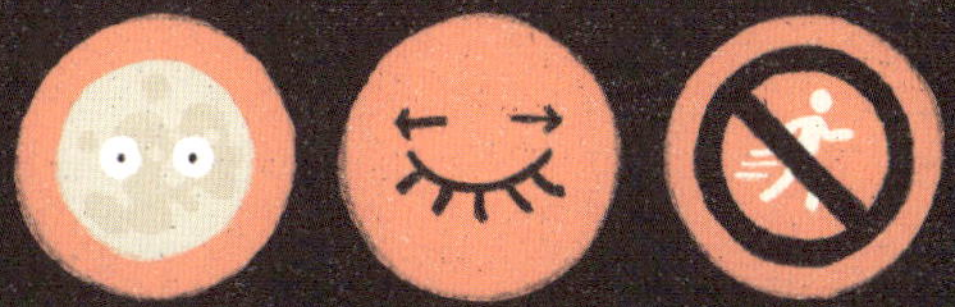

- Los ojos se mueven muy rápido.
- El cuerpo se paraliza.
- Se produce una gran actividad cerebral.
- Tienen lugar los sueños.

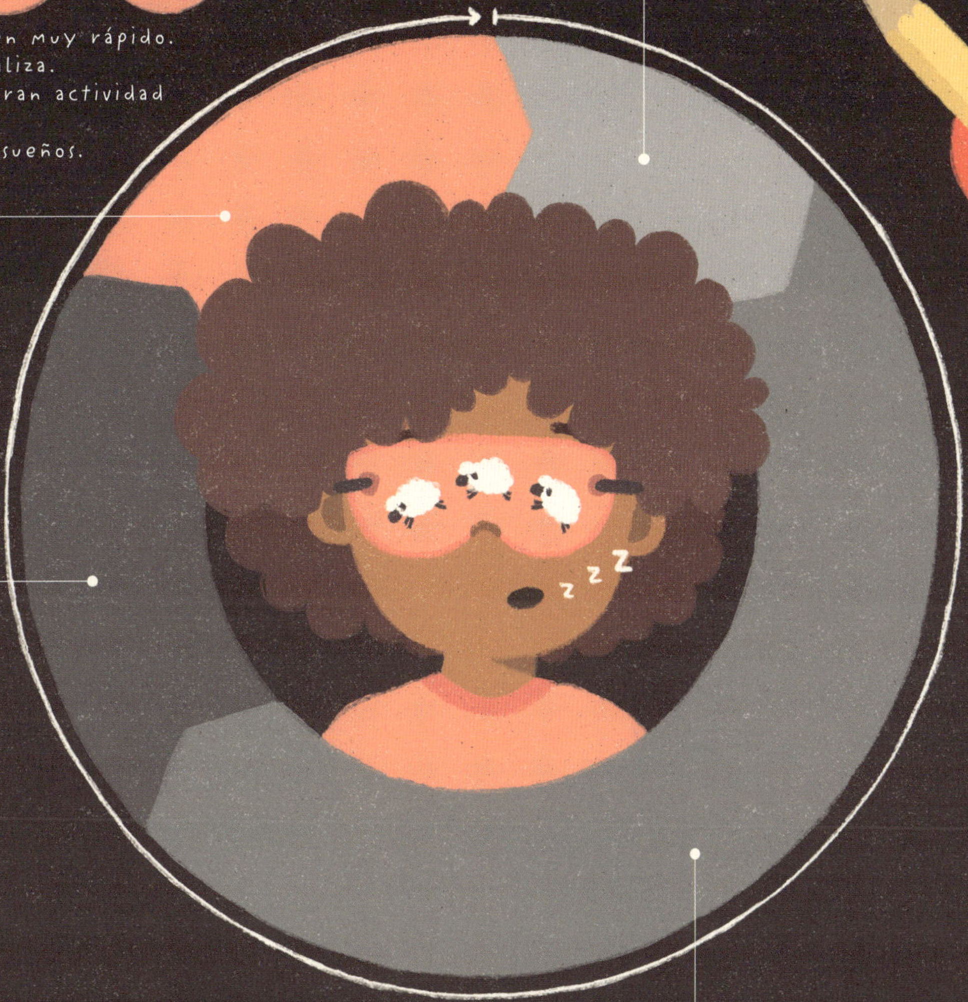

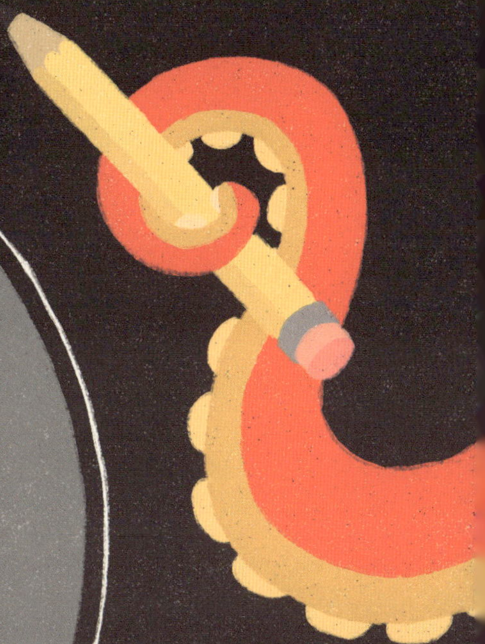

Fase 3

Sueño profundo

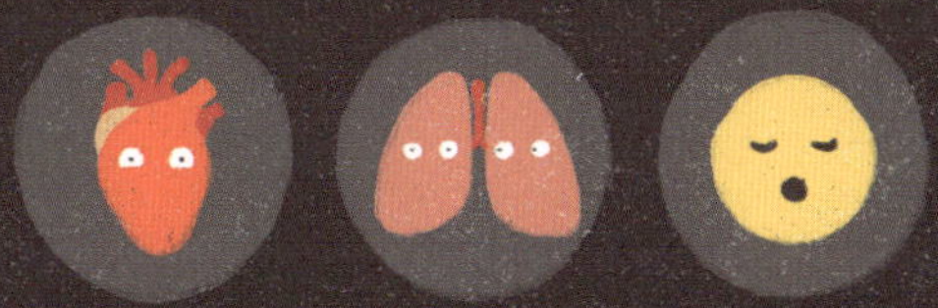

- Baja la presión sanguínea.
- La respiración aminora.
- Los músculos se relajan todavía más.
- Es posible que ronques.

Fase 2

Sueño ligero

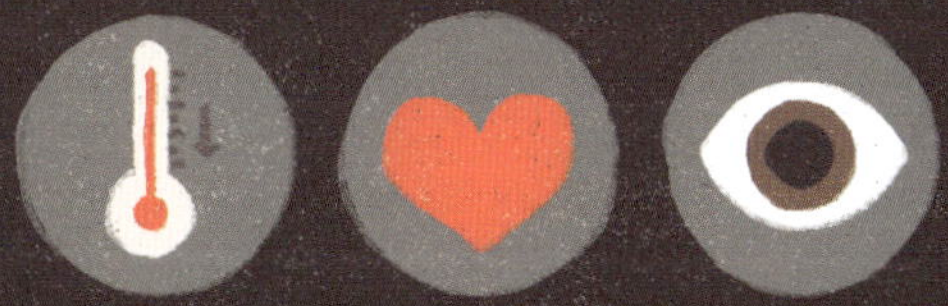

- Desciende la temperatura corporal.
- El ritmo cardíaco se ralentiza.
- En esta fase, es fácil que te despiertes.

Tu maravilloso cerebro

Manual del propietario

Si estás leyendo esto, significa que eres el afortunado dueño de un cerebro humano: el objeto más maravilloso y misterioso del universo conocido. ¡Aunque todavía nos queda muchísimo por aprender sobre él, lo que sabemos con certeza es que cada cual tiene un cerebro único! (todavía no es posible el trasplante cerebral). Por lo tanto, de ti depende cuidar tu fabuloso cerebrito lo mejor que puedas...

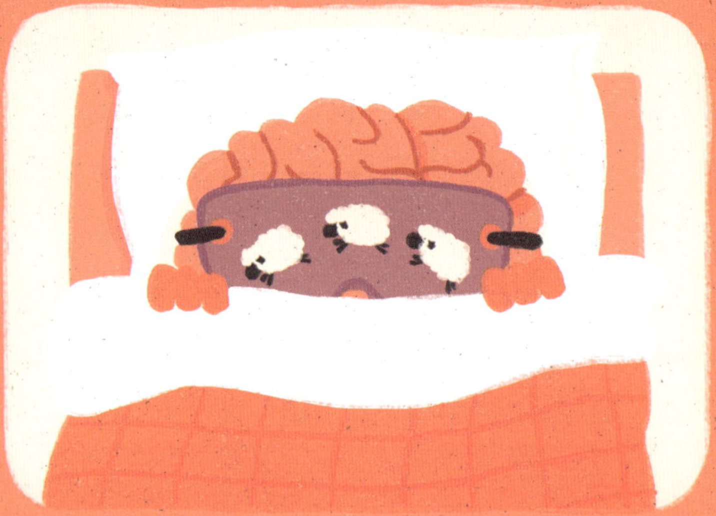

☑ ¡Dormir como un tronco!

Procura dormir entre 8 y 12 horas cada noche, así le darás a tu cerebro el tiempo suficiente para que se recargue, para que cree algunos recuerdos y para que consolide todo el aprendizaje que has adquirido durante el día.

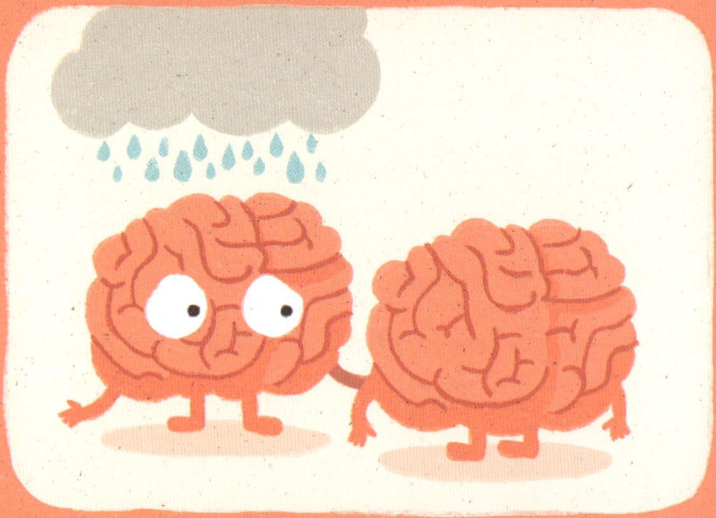

☑ Comparte tus sentimientos

Si estamos tristes, estresados o ansiosos, nuestros cerebros no funcionan con tanta eficiencia. Hablar con un amigo o una persona adulta de confianza es el primer paso para encontrar soluciones y sentirse mejor.

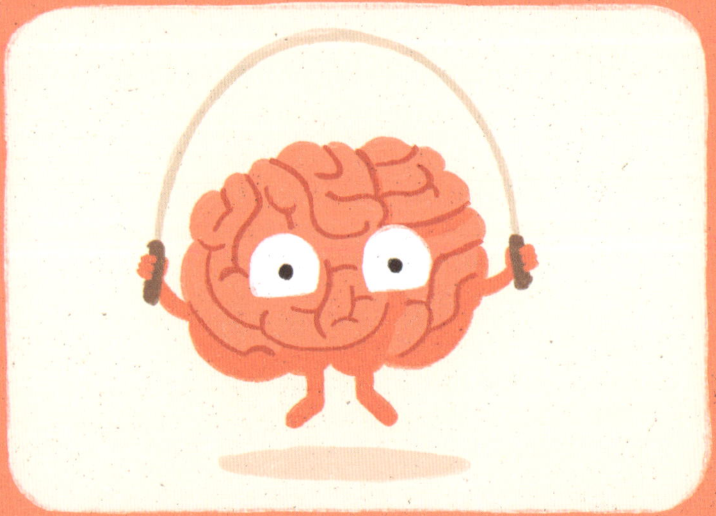

☑ Corre, brinca, salta a la comba, juega

Cuanto más rápido palpite tu corazón, más sangre bombeará al cerebro. El ejercicio habitual ayuda al cerebro a mantenerse en equilibrio, sano y feliz.

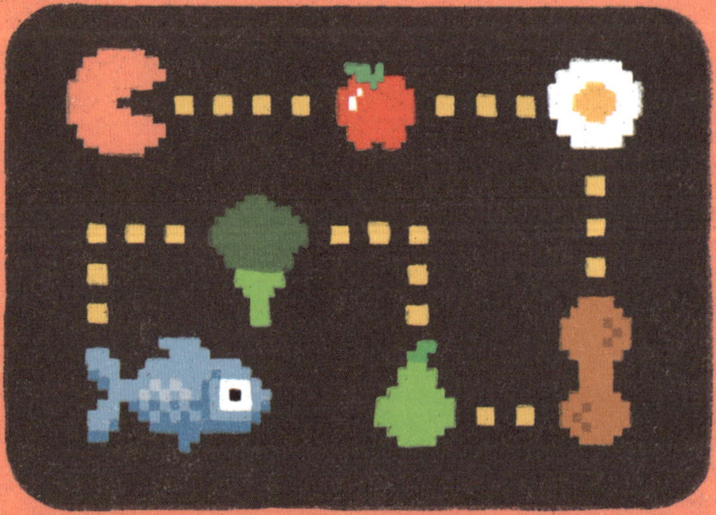

☑ Alimentos para poner el cerebro a punto

Existe una amplia variedad de productos que favorecen tener el cerebro en buenas condiciones. Además, ciertos alimentos le proporcionan un chute de energía, como pescado, huevos, nueces, semillas, cereales integrales y verduras de hoja.

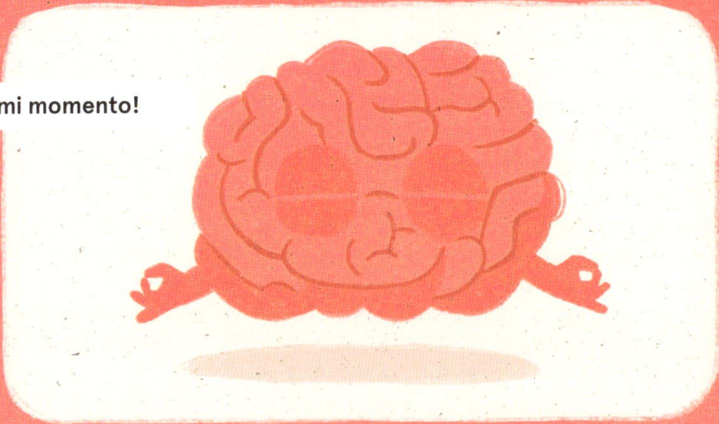

☑ Meditación

La meditación puede ayudar a calmar a las mentes más agitadas y a reducir los efectos negativos del estrés y la ansiedad. (Hasta puede servirte de excusa para no ordenar tu habitación).

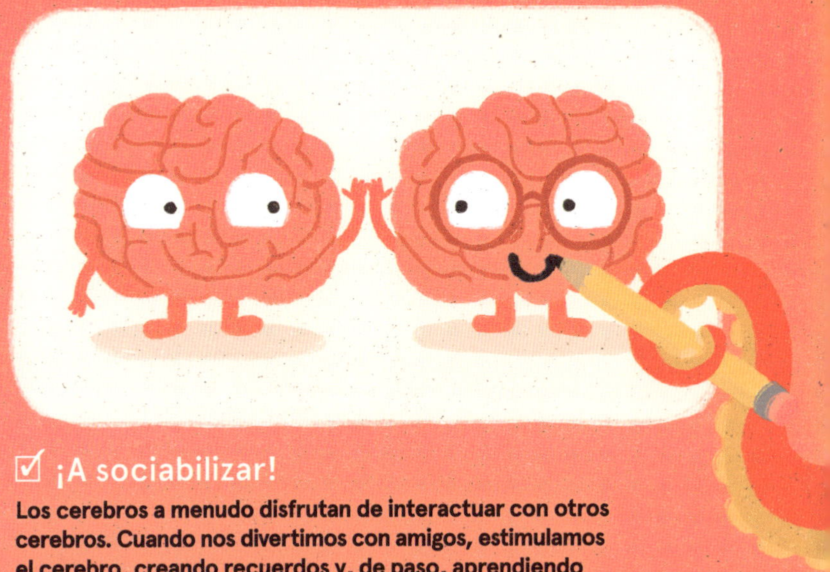

☑ ¡A sociabilizar!

Los cerebros a menudo disfrutan de interactuar con otros cerebros. Cuando nos divertimos con amigos, estimulamos el cerebro, creando recuerdos y, de paso, aprendiendo nuevas ideas y habilidades.

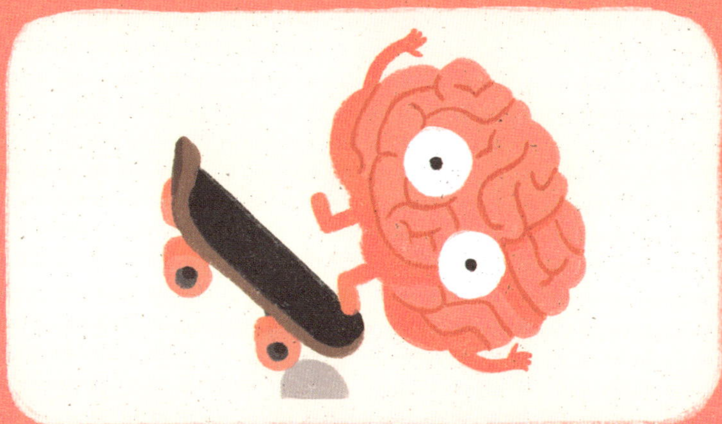

☑ ¡No sin mi casco!

Ahora que sabes lo importante que es tu cerebro, ¡asegúrate de protegerlo! Cuando hagas algo que entrañe riesgo, como subirte al monopatín, la bici o la moto, ponte el casco sí o sí.

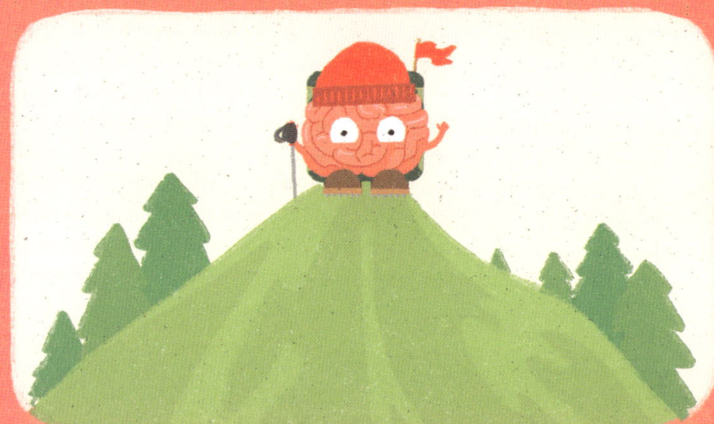

☑ Un poco de aire libre

Tu cerebro y tu cuerpo evolucionaron para vivir en el mundo natural. Muchas personas experimentan felicidad y se sienten bien cuando pasan tiempo al aire libre.

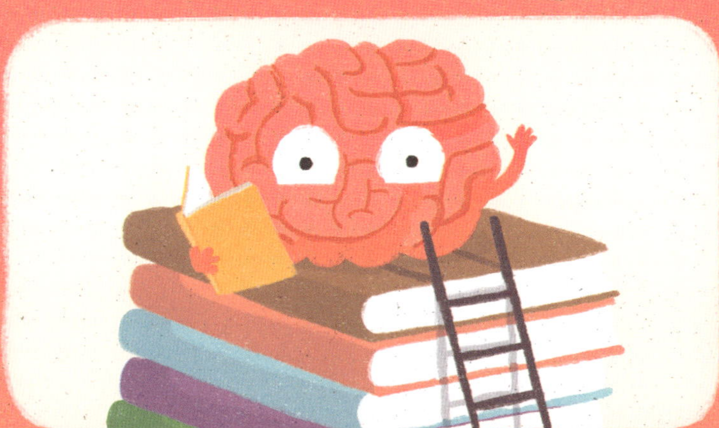

☑ Alimenta tu curiosidad

Haz preguntas, prueba a hacer cosas nuevas, juega con rompecabezas. Todas esas actividades nos ayudan a ejercitar el cerebro, fortalecer las conexiones y establecer nuevas rutas neuronales.

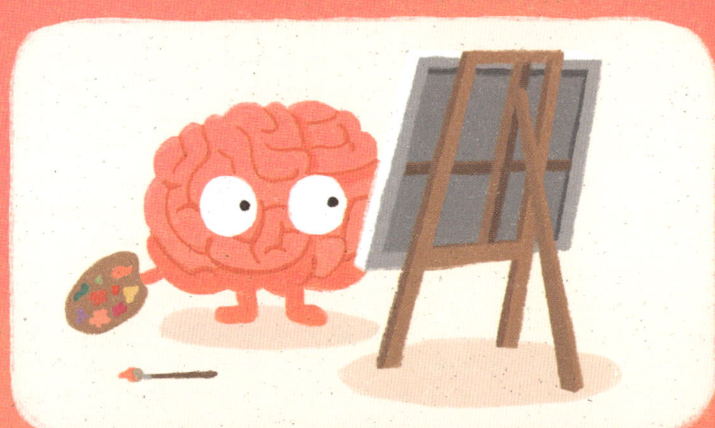

☑ Haz más aquello que disfrutas

Dale un respiro a tu atareado cerebro y busca un ratito para hacer aquellas cosas que te gustan…, ya sea pasar tiempo junto a ciertas personas o practicar una actividad. ¡Tu cerebro lo agradecerá!

Tu maravilloso cerebro

8 000 000 000 cerebros diferentes

No existe un cerebro «normal». En este planeta hay en torno a 8000 millones de cerebros humanos, y cada uno es absoluta, completa y maravillosamente único; ¡ni siquiera los gemelos tienen cerebros iguales! Dicho esto, es verdad que unos cerebros se parecen más que otros debido a ciertas características que dan como resultado comportamientos, desafíos y fortalezas similares.

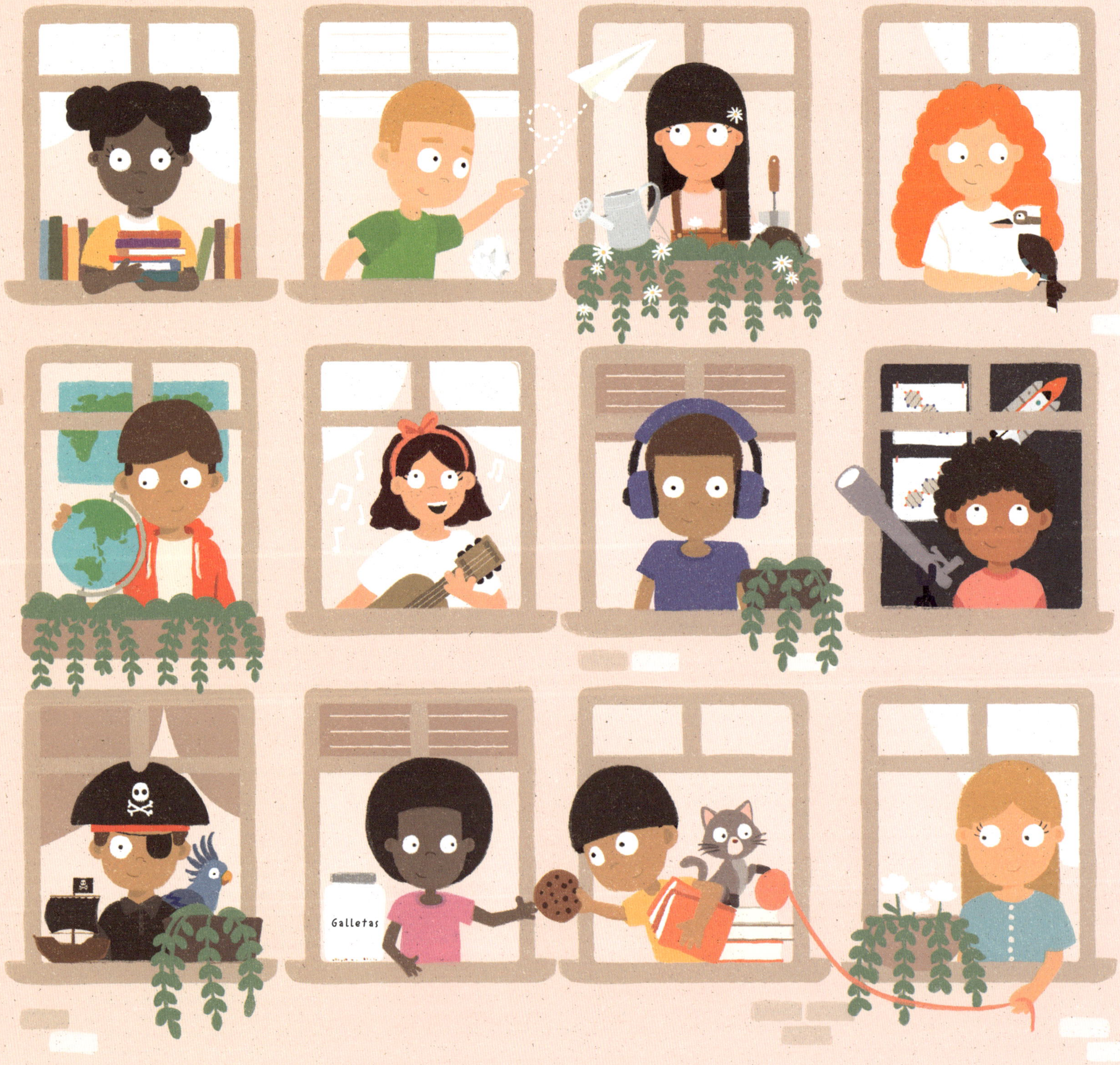

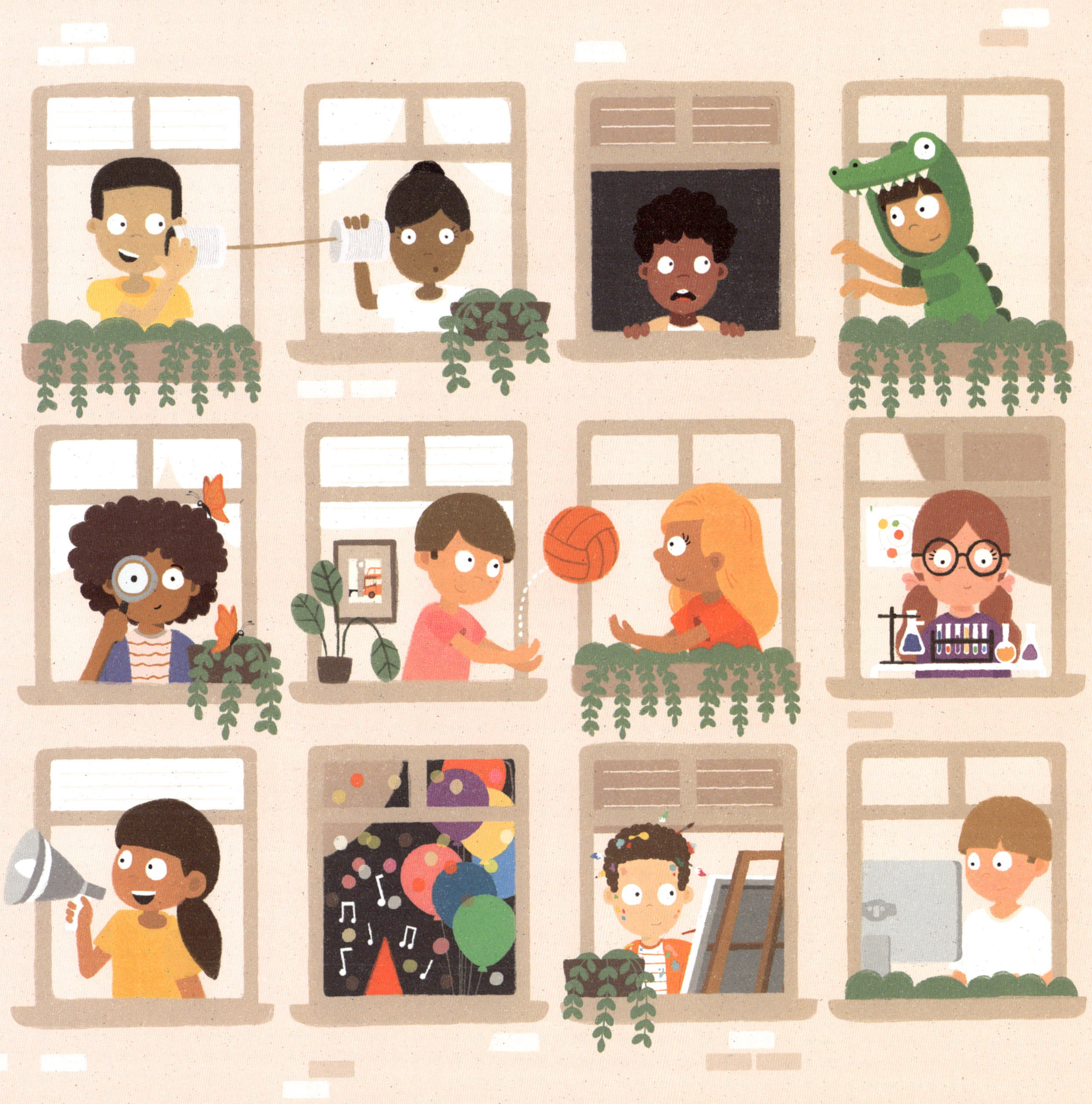

Puesto que tu cerebro no tiene igual y es único e intransferible, el modo en que ves el mundo —e interactúas con él— es un poco diferente a cómo lo ve el resto. Lo mismo les sucede a todas las personas del planeta. El cerebro de cada individuo procesa las vivencias de un modo diferente. Esto, a veces, puede provocar que las conversaciones sean un poco engañosas. Si bien es verdad que no conseguimos ver cuanto nos rodea de manera idéntica a los demás, cuando tratamos de hacerlo, nuestro entorno se vuelve un poco mejor para todos nosotros (y para todos los cerebros también).

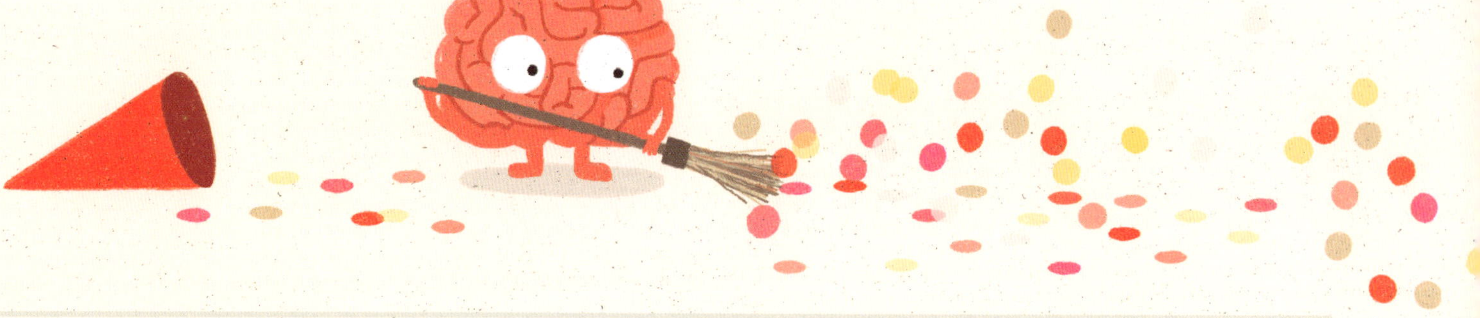

Aunque todavía nos quedan infinidad de aspectos que descubrir sobre el cerebro humano, algo que ya sabemos es que cada cerebro es singular, es decir, diferente a cualquier otro, y, por tanto, cada uno de nosotros percibe el mundo de una forma única. Sé tolerante y amable con los demás. Tu cerebro, mi cerebro, el cerebro de tu prima Pepi... Todos los cerebros son distintos, y todos merecen respeto.

Traducido por Alejandro Tobar

Título original: *Your brilliant brain*
Publicado por primera vez en inglés en 2024 por Little Hare Books, un sello de Hardie Grant Children's Publishing
Derechos negociados a través de Ute Körner Literary Agent SLU

Edelvives Talleres Gráficos. Certificado ISO 9001
Impreso en Zaragoza, España

ISBN: 978-84-140-6052-0
Depósito legal: Z 380-2024

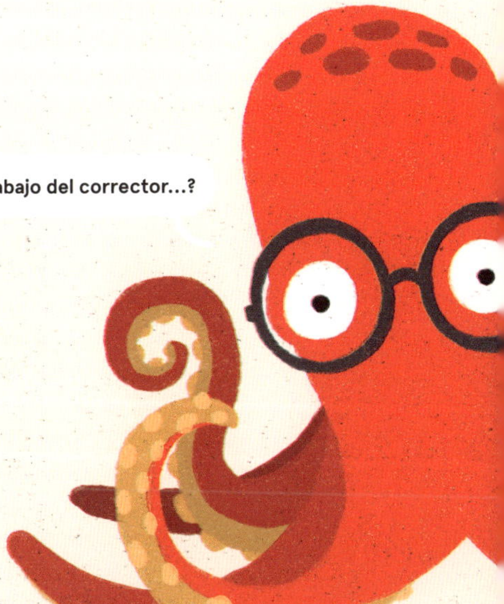
¿Y qué me dices del trabajo del corrector...?

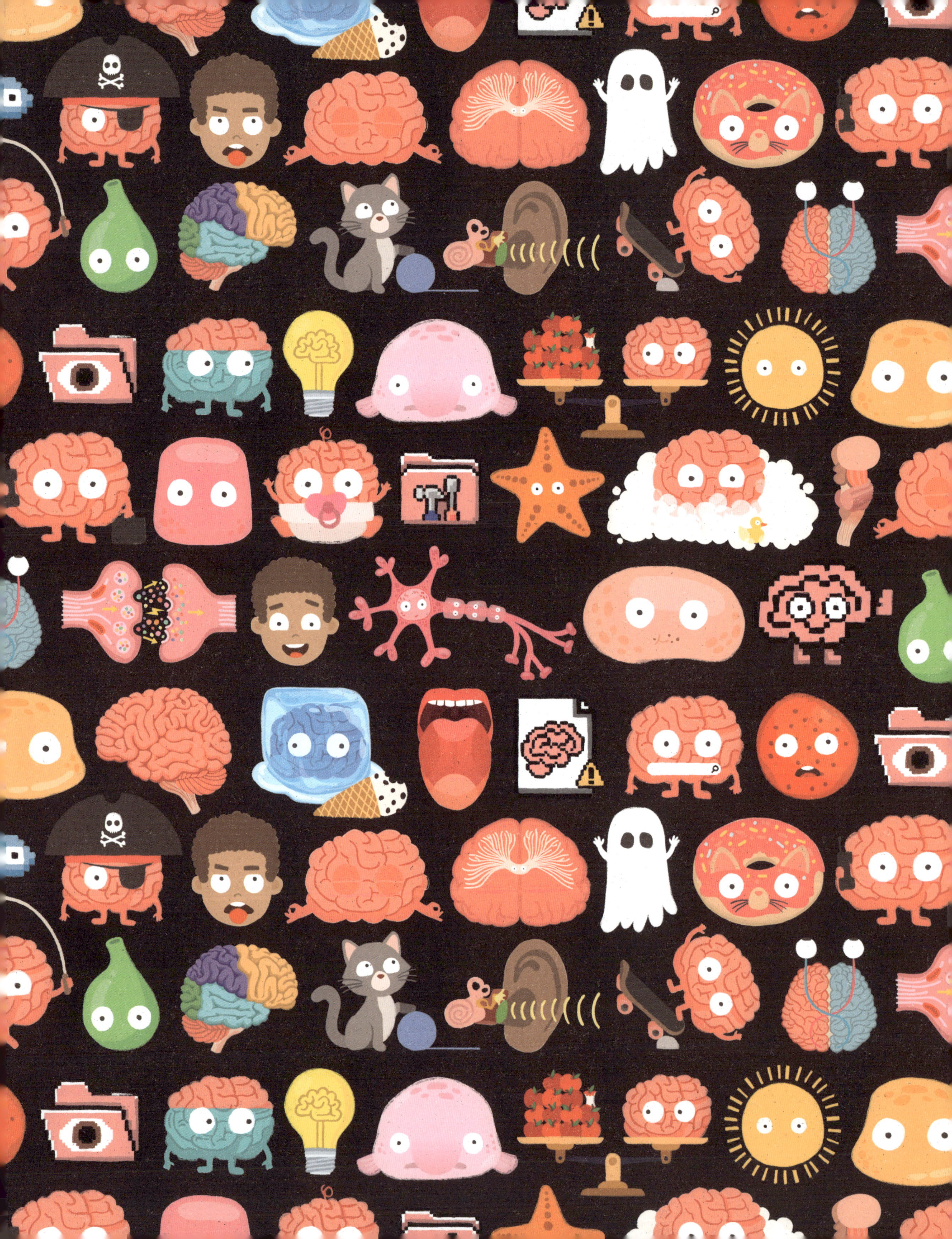